Sanjeet Avtaar Singh
Alan Kirk
Kirsty Graham

Satisfação do doente na recuperação melhorada após cirurgia torácica

Sanjeet Avtaar Singh
Alan Kirk
Kirsty Graham

Satisfação do doente na recuperação melhorada após cirurgia torácica

ScienciaScripts

Imprint

Any brand names and product names mentioned in this book are subject to trademark, brand or patent protection and are trademarks or registered trademarks of their respective holders. The use of brand names, product names, common names, trade names, product descriptions etc. even without a particular marking in this work is in no way to be construed to mean that such names may be regarded as unrestricted in respect of trademark and brand protection legislation and could thus be used by anyone.

Cover image: www.ingimage.com

This book is a translation from the original published under ISBN 978-620-2-00483-1.

Publisher:
Sciencia Scripts
is a trademark of
Dodo Books Indian Ocean Ltd. and OmniScriptum S.R.L publishing group

120 High Road, East Finchley, London, N2 9ED, United Kingdom
Str. Armeneasca 28/1, office 1, Chisinau MD-2012, Republic of Moldova, Europe
Printed at: see last page
ISBN: 978-620-7-76197-5

Agradecimentos

Gostaria de agradecer à minha supervisora universitária pela sua orientação e críticas úteis a este trabalho. Gostaria também de agradecer à equipa de recuperação reforçada com que trabalho e que me apoiou ao longo deste processo. O meu colega Sanjeet, que deu apoio estatístico e orientação a este investigador principiante, e a Christine, que me deu um apoio e uma orientação inestimáveis. Finalmente, à minha companheira que, sem o seu apoio e encorajamento, nada disto teria sido possível.

Resumo

Antecedentes: O Enhanced Recovery after Surgery (ERAS) foi implementado para acelerar a recuperação dos doentes durante a cirurgia, a fim de melhorar os resultados e os custos para os doentes. Tem sido amplamente utilizado na maioria das especialidades cirúrgicas, mas está a dar os primeiros passos na cirurgia torácica. Implementámos várias intervenções baseadas em provas na nossa unidade, mas será que isso melhorou os resultados e a satisfação dos doentes?

Objetivo: Investigar a satisfação global dos doentes e a relação entre aspectos específicos da prestação de cuidados em doentes submetidos a ERAS em cirurgia torácica.

Métodos: Os doentes adequados para a via ERAS foram inquiridos relativamente à satisfação com os seus cuidados através de um questionário qualitativo e quantitativo. Os doentes comunicaram pontuações que incluíam o serviço global, a comunicação, as expectativas pré-operatórias, a mobilização precoce, o alívio da dor e a duração da estadia para avaliar o seu impacto na satisfação. Foram identificados os principais factores que contribuem para a satisfação dos doentes, bem como as áreas de melhoria da qualidade.

Resultados: 48 dos 110 doentes preencheram o questionário (44%). A satisfação global dos doentes foi classificada em 95,4%. Foram registadas pontuações mais baixas em relação à utilização e ao envolvimento do folheto do doente; o preenchimento do folheto obteve 48% e o seguimento do percurso no folheto obteve 79%. Os resultados demonstram que, apesar de os doentes considerarem o folheto útil (87,5%), o envolvimento foi baixo e mais fraco nas pessoas com mais de 65 anos.

Conclusão: Este estudo demonstrou que os doentes estão globalmente muito satisfeitos com a nossa via ERAS torácica. No entanto, foram identificadas facetas-chave para melhoria. Esses dados podem informar a prática e orientar as áreas de melhoria dentro do caminho, principalmente no envolvimento e na comunicação do paciente.

Capítulo 1

Introdução

1.1 Introdução

A prestação de serviços de qualidade aos doentes é sempre um objetivo fundamental na conceção de qualquer novo programa de prestação de cuidados. Para garantir a qualidade, devem ser adoptadas medidas de resultados para avaliar a eficácia dos cuidados. Atualmente, nos serviços de saúde centrados na pessoa, temos de olhar não só para os indicadores clínicos de qualidade, mas também para os indicadores não clínicos, ou seja, para a satisfação dos doentes. Isto é apoiado a nível nacional por iniciativas como a Person- Centred Health and Care Collaborative, cujo objetivo é melhorar os serviços de saúde e de cuidados de saúde para que se centrem nas pessoas. (Healthcare Improvement Scotland, online 2015). Recomenda a utilização de abordagens para obter feedback das pessoas que utilizam os serviços, utilizando esse feedback para promover a melhoria (Healthcare Improvement Scotland, online 2015). Estes indicadores de qualidade não clínicos estão a ganhar força na avaliação e melhoria dos serviços de saúde. Os inquéritos aos doentes internados, como os realizados pela Care Quality Commission (CQC), baseiam-se no reconhecimento e na comunicação, por parte dos doentes, dos aspectos que estão a funcionar bem e na indicação das áreas a melhorar (Care Quality Commission, online 2015). O feedback de inquéritos como estes é fundamental para o desenvolvimento e melhoria contínuos da forma como cuidamos e tratamos os doentes no âmbito do NHS.

O inquérito do CQC é um exemplo de uma ferramenta utilizada a nível nacional, mas pode ser possível utilizar uma estratégia semelhante para avaliar a implementação local de novos serviços. Com isto em mente, proponho-me avaliar quantitativamente a satisfação dos doentes relativamente à sua experiência de um novo programa de recuperação melhorada após cirurgia torácica e a relação entre facetas específicas da satisfação dos doentes. Para o efeito, será utilizado um questionário de satisfação dos doentes como instrumento de medição.

A minha área atual de prática clínica é como Enhanced Recovery Practitioner, com ênfase no desenvolvimento de programas de cuidados de recuperação torácica, cardíaca e ortopédica. O domínio da recuperação melhorada torácica é um interesse particular para mim. No entanto, a investigação sobre a recuperação melhorada na cirurgia torácica continua a ser muito limitada. Tem havido muita investigação sobre a recuperação melhorada na cirurgia abdominal e ortopédica e, com os resultados positivos relatados pelo reconhecido fundador da recuperação melhorada Henrik Kehlet (1997, 2008, 2009), a sua aplicação está a estender-se a outros campos cirúrgicos. Este facto cria a necessidade de uma maior base de provas para assegurar a implementação bem sucedida de qualquer nova iniciativa (Harbour e Miller, 2001).

Por conseguinte, através da realização de investigação sobre a satisfação dos doentes relativamente à sua experiência de recuperação melhorada torácica, pode ser possível avaliar a sua aplicação e identificar áreas que possam necessitar de melhorias ou ajustes. Atualmente, pede-se aos prestadores de serviços que desafiem os cuidados cirúrgicos tradicionais e explorem novos modelos na tentativa de definir as melhores práticas; a recuperação melhorada é uma dessas inovações (Walter, Smith e Guillou, 2006). Os hospitais, o pessoal, os enfermeiros e, mais importante ainda, os doentes podem beneficiar de mais investigação nesta área da prestação de serviços.

1.2 Metas e objectivos da investigação

Objetivo

Determinar a satisfação dos doentes com a sua experiência de cuidados no âmbito de um programa de recuperação torácica melhorada.

Objectivos

- Determinar a satisfação dos doentes com a sua experiência de cuidados no âmbito de um programa de recuperação torácica melhorada.
- Medir a experiência relatada pelos doentes relativamente à qualidade global do serviço e avaliar o seu impacto na satisfação.

- Identificar os principais factores que contribuem para a satisfação dos doentes na Recuperação Melhorada após Cirurgia Torácica.
- Identificar os domínios que podem ser melhorados na prestação do serviço.

Capítulo 2
Revisão da literatura

2.1 Objetivo da revisão da literatura

A pesquisa e a revisão da literatura são parte integrante do estabelecimento do atual campo de evidência e da base de conhecimentos para fundamentar qualquer investigação proposta (Parahoo, 2014). O investigador tem por objetivo determinar o que se sabe sobre o domínio de interesse, estabelecer lacunas de conhecimento e contextualizar a importância do estudo proposto (Polit e Hungler, 1999). Por conseguinte, os objectivos de qualquer revisão fiável da literatura devem consistir em fornecer uma justificação para o estudo proposto, analisar de forma sólida a investigação atual no domínio em causa, permitindo assim ao investigador contextualizar o estudo atual (Parahoo, 2014).

Parahoo (2014) aconselha que a fundamentação e o contexto podem ser obtidos através da comparação, análise e crítica da investigação existente, a partir da qual podem ser tiradas algumas conclusões sobre o estado atual da investigação neste domínio. Isto permite ao investigador estabelecer áreas de fortes evidências e áreas que ainda precisam de ser investigadas (Polit e Hungler, 1999). Com isto em mente, foi efectuada uma pesquisa exaustiva do tópico de investigação proposto, a partir da qual os artigos escolhidos foram avaliados criticamente.

2.2 Conta de pesquisa

Foram efectuados muitos estudos relacionados com a recuperação melhorada e esta revisão da literatura centra-se no desenvolvimento da recuperação melhorada, na sua aplicação às vias cirúrgicas, na sua evolução para a cirurgia torácica, juntamente com estudos sobre a utilização da satisfação dos doentes como medida da prestação de serviços e as implicações para a prática. Foi efectuada uma pesquisa bibliográfica em bases de dados online, incluindo a base de dados da Universidade de Glasgow, OVID, Athens e PubMed.

Critérios de inclusão:
* Nos últimos cinco anos
* Língua inglesa
* Apenas trabalhos de investigação
* Tópico de investigação em foco: Melhoria da recuperação após a cirurgia +/- Cirurgia torácica +/- Satisfação do doente

2.3 Resultados da pesquisa

A partir da revisão da literatura, foram identificados vários tópicos-chave:

2.3.1 O desenvolvimento dos princípios da recuperação reforçada

2.3.2 Aplicações comuns da recuperação melhorada

2.3.3 Recuperação melhorada na cirurgia torácica 2.3.4 Satisfação dos doentes

O principal corpo de trabalho comum a todos os trabalhos de investigação encontrados durante esta pesquisa foi o de Henrik Kehlet. Kehlet (1997) é considerado o pioneiro na investigação dos princípios da recuperação melhorada. A sua investigação demonstrou que, ao identificar e otimizar os factores de risco perioperatórios e as respostas fisiopatológicas à cirurgia, pode ser possível diminuir as complicações pós-operatórias e a duração do internamento hospitalar. O conjunto de trabalhos de Kehlet é atualmente considerado literatura seminal. Este facto foi comprovado, uma vez que toda a literatura relacionada com a recuperação melhorada analisada no decurso desta investigação referenciou o trabalho de Kehlets pelo menos uma vez (Aarts, Okrainec, Glickman, Pearsall, Victor e McLeod, 2012; Andrews, McCourt e O'Riordain, 2011; Melnyk, Casey, Black e Koupparis, 2011; Paton, Chambers, Wilson, Eastwood, Craig, Fox, Jayne e McGinnes, 2014)

2.3.4 Desenvolvimento dos princípios da recuperação reforçada

A recuperação melhorada após a cirurgia, também conhecida como "cirurgia rápida", é uma combinação de estratégias baseadas na evidência que funcionam em conjunto para acelerar a recuperação após a cirurgia (Guidelines for Implementation of Enhanced Recovery Protocols, 2009). Kehlet (1997) explorou pela primeira vez a ideia de identificar diferentes factores de risco pré-operatórios, intra-operatórios e pós-operatórios e optimizá-los de modo a reduzir as complicações pós-operatórias e o tempo de permanência no hospital. A sua observação foi que nenhuma técnica ou regime medicamentoso isolado demonstrou reduzir ou eliminar a morbilidade ou mortalidade pós-operatória, mas que as intervenções multimodais são a chave (Kehlet, 1997). Os benefícios propostos por Kehlet (1997) não se limitavam à redução das complicações, mas reduziam os custos e melhoravam a recuperação, uma noção que, no atual clima económico, todos os conselhos de saúde procuram alcançar.

Princípios fundamentais da recuperação reforçada

Os elementos-chave de uma recuperação melhorada consistem em eliminar os factores que impedem o doente de regressar a casa após a cirurgia e em fazê-lo voltar ao seu "normal" (Wilmore e Kehlet, 2001). Elementos como o aconselhamento pré-operatório, a nutrição pré-operatória, a prevenção do jejum pré-operatório prolongado, o controlo normalizado da dor, a prevenção da cateterização urinária, a mobilização precoce e o estabelecimento da ingestão oral, os avanços na anestesia regional e as técnicas minimamente invasivas são fundamentais para o êxito dos programas de recuperação melhorada (Wilmore e Kehlet, 2001).

Estes elementos são a base da abordagem multimodal, um conceito que foi adotado noutros meios para além da medicina, dando maior peso à força da ideia. Melhor ainda é o exemplo da bem sucedida equipa de ciclismo da Grã-Bretanha. O mantra do treinador principal, Dave Brailsford, é "a agregação de ganhos marginais", encontrando uma percentagem de 1%
melhoria em tudo o que se faz para melhorar todo o sistema (Team Sky, 2010). Esta ideia é fulcral para a recuperação reforçada: não há uma única coisa que seja fundamental, mas são necessários todos os esforços combinados.

Aplicação dos princípios fundamentais e implementação da recuperação reforçada

No entanto, isto torna confuso compreender quais os componentes da recuperação melhorada que são mais responsáveis por resultados positivos e quais as estratégias que devem ser adoptadas para otimizar a recuperação (Aarts, Okrainec, Glickman, Pearsall, Victor e McLeod, 2012).

Melnyk, Casey, Black e Koupparis, (2011) produziram um artigo de revisão da recuperação reforçada desde os dias de Kehlet e colegas em 1997 até mais recentemente, em 2010, que se baseia no pensamento inicial de Kehlet e prova a sua aplicação dos elementos delineados. A força do artigo de Melnyk et al (2011) é demonstrada na revisão de mais de 22 ensaios de controlo aleatórios (RCT) para avaliar a recuperação melhorada e a sua aplicação.

Parahoo (2014) considera que existem algumas escolas de pensamento segundo as quais os ensaios clínicos aleatórios são a única forma de avaliar os cuidados de saúde.

Um estudo mais atual que explorou a eficácia e a implementação da recuperação melhorada foi o de Paton, Chambers, Wilson, Eastwood, Craig, Fox, Jayne e McGinnes (2014). A síntese rápida de evidências de Paton et als (2014) explorou o impacto dos programas de recuperação melhorada para pacientes submetidos a cirurgia electiva no Reino Unido.

A partir de uma pesquisa exaustiva em bases de dados que abrangeu o período de 1990 a 2013, a equipa encontrou 17 revisões sistemáticas, 12 ensaios clínicos aleatórios e dez avaliações económicas relevantes (Paton et al, 2014). Isto foi apoiado por 14 estudos de caso de inovação e 15 estudos de caso de implementação realizados em contextos do Serviço Nacional de Saúde (Paton et al, 2014). Não foi mencionado o número total de artigos inicialmente encontrados pelos autores, mas os seus critérios de inclusão foram discutidos, delineando claramente a intenção e o objetivo deste artigo, que foi bem apoiado nos resultados e na discussão subsequente. Paton e colegas (2014) procuraram explorar a implementação da recuperação melhorada e o seu impacto na saúde e nos resultados relacionados com os custos. Os autores concluíram, a partir da evidência, que o corpo de investigação existe principalmente na recuperação melhorada colorrectal. No entanto, a partir dessas provas, podem ser retiradas algumas conclusões sobre o sucesso da recuperação reforçada.

Paton et al (2014) concluíram que existem provas que sugerem que a recuperação melhorada é um meio de reduzir o tempo de internamento, obtendo assim ganhos de produtividade e poupanças de custos. O que os autores não conseguiram determinar, e assinalaram como uma limitação deste estudo e da investigação limitada, embora consistente, foram os elementos da recuperação melhorada que foram fundamentais para o seu sucesso. Esta constatação está de acordo com a filosofia de Kehlet e dos seus colegas (1997, 2002, 2003), segundo a qual a recuperação reforçada é uma abordagem multimodal e o cumprimento de todos os princípios é fundamental para o êxito da aplicação e dos resultados de qualquer programa de recuperação reforçada.

Resumo

Kehlet e os seus colegas (1997, 2002, 2003) lideraram o caminho para estabelecer a investigação e as directrizes para a implementação da recuperação melhorada. O seu trabalho estabeleceu os méritos da adoção da recuperação melhorada após a cirurgia e descreve a abordagem para uma aplicação bem sucedida (Kehlet 1997, 2002, 2003; Melnyk et al, 2011; Paton et al, 2014; Wilmore e Kehlet, 2001). A sua aplicação a diferentes especialidades cirúrgicas será discutida nas secções seguintes.

2.3.5 Aplicações comuns da recuperação melhorada

Cirurgia colorrectal

A recuperação melhorada evoluiu e desenvolveu-se ao longo dos anos para ser aperfeiçoada de modo a ser aplicada em diferentes áreas cirúrgicas, sobretudo na cirurgia colorrectal. A cirurgia rápida foi introduzida na cirurgia colorrectal na década de 1990 em Copenhaga (Moiniche, Bulow, Hesselfeldt, Hastebaek e Kehlet, 1995). Desde então, têm crescido as provas no terreno que demonstram uma recuperação mais rápida da função intestinal, uma redução da morbilidade, da mortalidade e do tempo de internamento hospitalar (Andrews, McCourt e O'Riordain, 2011). Os estudos demonstraram que as abordagens tradicionais aos cuidados cirúrgicos, como a desobstrução intestinal pré-operatória, a utilização de sondas nasogástricas, os drenos cirúrgicos, a introdução tardia de dieta e fluidos e o repouso forçado no leito são atualmente contra-indicados e desnecessários (Kehlet e Wilmore, 2002; Kehlet e Dahl, 2003). Além disso, os estudos demonstraram que a percentagem de doentes com complicações na sequência de uma recuperação melhorada, em comparação com os cuidados convencionais, é significativamente mais baixa, o que, por sua vez, reduz significativamente a duração do internamento pós-operatório (Wang, Jiang, Xu, Gong, Bao, Xie e Li, 2011).

As técnicas minimamente invasivas, como a ressecção laparoscópica versus a ressecção aberta do intestino, também melhoram os resultados e reduzem o tempo de internamento (King, Blazeby, Ewings, Franks, Longman, Kendrick, Kipling e Kennedy, 2006). Um estudo comparou as ressecções laparoscópicas e abertas com e sem recuperação melhorada e concluiu que, de todas as combinações, a cirurgia laparoscópica com recuperação melhorada resultou numa recuperação significativamente mais rápida do que todas as outras combinações (Vlug, Wind, Holmann, Ubbink, Cense, Engel, Gerhards, van Wegensveld, van der Zaag, van Gloven, Sprangers, Cuesta e Bemelman, 2011). Um estudo argentino recente demonstrou a segurança e a viabilidade de um internamento hospitalar de 2 dias para cirurgia laparoscópica colorrectal com recuperação melhorada, em comparação com os internamentos médios de 4 a 15 dias registados apenas para cirurgia laparoscópica (Rossi, Vaccarezza, Vaccaro, Mentz, Im, Alvarez e Quintana, 2013). O artigo de Rossi et als (2013) demonstra a utilização de

O ERAS é uma via de cuidados multimodal capaz de reduzir o tempo de internamento para 2 dias. Considerando que a técnica laparoscópica por si só não garante a consistência no tempo de permanência que foi demonstrado pelo ERAS (Rossi et al, 2013).

Melnyk et al (2011) fazem uma observação sobre a relação custo-eficácia da recuperação melhorada na cirurgia colorrectal na sua revisão que é apoiada por Roulin e colegas que descobriram que a poupança média por doente no grupo de recuperação melhorada foi de 1651 euros quando introduzida na cirurgia colorrectal (Roulin, Donadini, Gander, Griesser, Blanc, Hubner, Schafer e Demartines, 2013). Roulin et al (2013), apesar de ter o que Polit e Hungler (2013) classificariam como uma pequena amostra de conveniência, comparando 50 pacientes com 50 pacientes de cuidados padrão, a economia de custos foi considerada estatisticamente significativa (P<0,05). Estes resultados foram apoiados por Sammour e colegas, que referiram que o custo da criação de um programa de recuperação melhorada colorrectal foi estimado em 102 000 dólares, tendo sido compensado por uma poupança global de custos de cerca de 6900 dólares por doente (Sammour, Zargar-Shoshtari, Bhat, Kakokehr e Hill, 2010). A força da evidência é tal que sugere que a recuperação melhorada pode ser considerada o padrão de cuidados para a cirurgia colorrectal, particularmente para os procedimentos laparoscópicos. Polit e Beck (2013) recomendam a realização de mais ensaios de controlo aleatórios para aumentar a força e a generalização da evidência.

Cirurgia ortopédica

A cirurgia ortopédica também dispõe de provas crescentes para apoiar a utilização da recuperação melhorada como uma via de cuidados. Um estudo escocês auditou o desenvolvimento da recuperação melhorada em 22 centros escoceses, mostrando que a utilização cresceu de 8 (36%) em 2010 para 15 (68%) em 2011 (Scott, McDonald, Campbell, Smith, Carey, Johnston, James e Breusch, 2013). Scott et al (2013) efectuaram uma auditoria a 1345 doentes em 2010 e compararam-na com uma auditoria de acompanhamento de 1278 doentes. De acordo com Polit e Hungler (2013), é pouco provável que pequenas amostras produzam resultados que mostrem significância, pelo que a dimensão substancial de Scott et als (2013) é mais suscetível de ser representativa da população. Este facto é demonstrado nas conclusões de que estas unidades comunicaram taxas de mobilização mais precoces, com 36% dos doentes mobilizados no próprio dia contra 4% dos doentes com recuperação não melhorada (p=0,008) e atribuíram este facto ao uso restrito de fluidos intravenosos, à redução do uso de analgesia controlada pelo doente e à redução do uso de cateterização urinária (Scott et al, 2013). Juntamente com a redução do tempo de internamento e das complicações, a melhoria da recuperação tem sido associada a elevadas taxas de satisfação dos doentes (McDonald, Siegmeth, Deakin, Kinninmonth e Scott, 2012). McDonald et al (2012) compararam 1081 doentes com substituição total do joelho com recuperação melhorada com 735 doentes com substituição total do joelho com melhores práticas padrão, concluindo que não só a satisfação era mais elevada, como também se verificou uma redução significativa do tempo de internamento de seis dias para quatro dias (p<0,001) na coorte com recuperação melhorada. Como Polit e Beck (2013) discutem, um tamanho de amostra maior dá resultados mais representativos e estatisticamente significativos, como exemplificado pela amostra de McDonald et al (2012) e pela redução estatisticamente significativa no tempo de permanência como resultado da aplicação da recuperação aprimorada. O estudo de McDonald et als (2012) é um bom exemplo de investigação sólida no domínio da recuperação melhorada, acrescentando peso ao argumento de que a implementação noutros campos cirúrgicos para além da cirurgia colorrectal é viável e bem sucedida. Foram encontrados resultados semelhantes num estudo nacional dinamarquês anterior que mostrava que as unidades que adoptavam a recuperação melhorada tinham tempos de internamento mais curtos e atribuíam este facto a princípios como a analgesia e os cuidados multimodais, a mobilização precoce e os critérios de alta predefinidos (Husted, Hansen, Holm, Bach-Dal, Rud, Andersen e Kehlet, 2011). Husted et al (2011) analisaram os resultados de todos os hospitais na Dinamarca que implementaram a recuperação melhorada para a cirurgia de substituição total da anca e do joelho. Os autores relatam um

Redução de 60% do tempo de internamento de 10 dias para 4 dias num período de 9 anos, de 2000 a 2009. O ponto forte deste estudo nacional é o volume de pacientes incluídos de 104.899 ao longo dos nove anos. Como comentado anteriormente, quanto maior a amostra populacional, mais representativos serão os resultados (Parahoo, 2014). Os autores comentam que o sucesso da implantação da recuperação melhorada para a cirurgia ortopédica se deveu, em primeiro lugar, a uma iniciativa nacional que procurou educar e apoiar a implementação e, em segundo lugar, a uma motivação monetária para reduzir o tempo de internamento, poupando assim dias de cama (Husted et al, 2011). Este é um trabalho significativo que exemplifica o impulso que a recuperação melhorada e a sua implementação credível ganharam num endosso de tão alto perfil para os benefícios da sua utilização.

Cirurgia urológica e ginecológica

A implementação da recuperação melhorada continua a estender-se a outros campos cirúrgicos e estão a surgir provas da utilização da recuperação melhorada na cirurgia urológica e ginecológica. Cirurgias como a cistectomia radical estão associadas a estadias hospitalares mais longas e a um aumento da morbilidade (Melnyk et al, 2011). No entanto, com a introdução da recuperação melhorada, dois estudos registaram uma redução do tempo de internamento sem efeitos negativos na morbilidade e mortalidade (Arumainayagam, McGrath, Jefferson e Gillat, 2008; Koupparis, Dunn, Gillat e Rowe, 2010). Um estudo australiano investigou a implementação da recuperação melhorada na cirurgia oncológica ginecológica (Sidhu, Lancaster, Elliot e Brand, 2012). O estudo concluiu que a duração do internamento hospitalar foi reduzida de 7 para 4 dias, em resultado da recuperação melhorada, com níveis aceitavelmente baixos de complicações e readmissões, 19% e 7%, respetivamente (Sidhu et al, 2012). No entanto, o estudo não discutiu a significância estatística dos resultados. Esta poderá ser uma área a estudar mais aprofundadamente, uma vez que a redução do tempo de internamento não é

valioso se a taxa de complicações e de readmissões tiver um impacto negativo (Parahoo, 2014).

Resumo

A partir destes estudos, é possível ver que a recuperação melhorada está a estabelecer uma base de evidência segura e eficaz para a prestação de cuidados, com benefícios de redução do tempo de internamento e das taxas de complicações, ao mesmo tempo que proporciona poupanças de custos. Isto também demonstra a transferibilidade do conceito para outros campos cirúrgicos, pelo que há alguma evidência a construir quanto à sua tradução para a cirurgia torácica.

2.3.6 Recuperação melhorada em cirurgia torácica

Implementação dos princípios-chave da recuperação reforçada

Um artigo de revisão de Jones, Edmonds, Ghosh e Klein (2013) investigou as evidências que apoiam a implementação da recuperação melhorada na cirurgia torácica. Jones et al (2013) analisaram 813 artigos, dos quais os autores reduziram para apenas 95 que foram considerados mais relevantes para a recuperação aprimorada e a cirurgia torácica. Os autores demonstram uma leitura extensa sobre o assunto e discutem a estratégia utilizada para uma pesquisa abrangente, juntamente com os critérios para os quais a pesquisa foi reduzida (Parahoo, 2014). A evidência para cada elemento de recuperação melhorada foi então apresentada em subtítulos para demonstrar claramente a aplicação na cirurgia torácica, essencialmente no pré-operatório, intra-operatório e pós-operatório. No pré-operatório, Jones et al (2013) encontraram evidências para apoiar a otimização dos doentes, sendo a principal delas a pré-habilitação pulmonar, para otimizar os doentes com DPOC e a cessação tabágica. Esta é a noção de ter o doente nas melhores condições possíveis antes da cirurgia para melhorar os resultados globais, como a redução do risco de complicações pulmonares no pós-operatório, a melhoria da capacidade funcional dos doentes, a melhoria da satisfação dos doentes e a redução do tempo de internamento (NHS Institute for Innovation and Improvement, 2008). No entanto, nem todas as recomendações para um programa de recuperação melhorada bem sucedido foram consideradas tão bem estudadas. O tratamento da desnutrição e da carga de hidratos de carbono no pré-operatório, por exemplo, é recomendado pelo NHS Institute for Innovation and Improvement (2008) como um elemento a incluir num programa de recuperação melhorada. Jones e colegas (2013) concluíram que as provas, embora positivas, eram em tão pequena escala que não tinham qualquer significado para inclusão na prática (Polit e Hungler, 1999). Uma área universal da recuperação melhorada com a qual todos os artigos analisados para esta proposta concordam é a avaliação pré-operatória eficaz. Jones et al (2013) descobriram que a investigação sugere que isto facilita a admissão no próprio dia, reduz os cancelamentos e aumenta a satisfação do doente, medidas que podem ser utilizadas como indicadores de qualidade do serviço (Rocco e Brunelli, 2012; Iversen, Holmboe e Bjertnaes, 2013). Além disso, na fase intra-operatória, os autores discutiram que o uso de cirurgias minimamente invasivas é vantajoso na redução da dor pós-operatória e na redução do tempo de permanência hospitalar, o que os autores atribuíram à melhoria da satisfação do paciente. No entanto, Jones et al (2013) comentam que existe pouca investigação publicada nesta área e que são necessárias mais publicações para melhorar a formação em técnicas minimamente invasivas para uma adoção mais ampla. Parahoo (2014) comenta que nem todas as questões podem ser discutidas em profundidade, no entanto, neste caso, a falta de investigação parece ser o fator limitante. Este tema continua na discussão da fase pós-operatória. São explorados os principais elementos da gestão da dor pós-operatória e da mobilização precoce, juntamente com, mais especificamente, a remoção precoce do dreno torácico. Jones et al (2013) concluíram, numa revisão de 6 ensaios clínicos aleatórios, que a remoção precoce e adequada dos drenos resultava numa redução da dor, facilitava a mobilização e acelerava a recuperação, resultando numa redução do tempo de internamento. As evidências da meta-análise dos ensaios clínicos aleatórios conferem maior significado às conclusões dos autores (Polit e Hungler, 1999). Os autores apoiam as suas conclusões com uma sólida estrutura de artigo desenvolvida para demonstrar o crescimento da base de provas dos elementos recomendados na literatura para a recuperação torácica melhorada (Polit e Beck, 2013). Estes elementos ecoam aqueles delineados no trabalho inicial de Kehlet sobre a implementação de ERAS (Kehlet, 1997).

Mobilização precoce

Um domínio que Jones et al (2013) consideraram pouco investigado foi a mobilização precoce. No entanto, uma pequena revisão retrospetiva de pacientes que caminhavam 4 horas após terem sido submetidos a cirurgia torácica mostrou, apesar do pequeno tamanho da amostra de 76 pacientes, resultados estatisticamente significativos (Polit e Beck, 2013). Polit e Hungler (1999) recomendam que um tamanho de amostra maior tem maior probabilidade de ser representativo da população. Outra limitação do estudo é o facto de um desenho retrospetivo restringir o rigor, uma vez que os dados não teriam sido recolhidos com o objetivo do estudo, baseando-se apenas nos dados existentes (Parahoo, 2014). Apesar destas limitações, Kaneda e colegas (2007) apresentaram provas de que caminhar 4 horas no pós-operatório de cirurgia torácica era uma forma segura de iniciar a reabilitação pulmonar e reduzir as complicações (Kaneda, Saito, Okamoto, Maniwa, T., Maniwa, K. e Imamura, 2007). O estudo mostrou significância estatística na reabilitação pulmonar ao demonstrar que a caminhada de 4 horas reduziu a necessidade de terapia de oxigenação prolongada no pós-operatório (p=0,0026) (Polit e Beck, 2013). Essa significância estatística permite inferir a generalização dos achados (Parahoo, 2014). Por conseguinte, estes resultados apoiam a hipótese original dos investigadores de que a deambulação às 4 horas melhora os resultados, facilitando a interpretação da significância estatística (Polit e Beck, 2013). Além disso, os autores reconhecem as limitações do desenho retrospetivo e da pequena dimensão da amostra e recomendam a realização de mais estudos de controlo aleatórios para confirmar a tendência que os seus resultados revelaram. Os autores demonstram ter conhecimento da fragilidade da conceção da investigação que escolheram, fazendo recomendações para investigação futura.

Impacto na duração do internamento

A redução do tempo de internamento não é um elemento, mas sim um resultado da recuperação melhorada, e tem sido utilizada para medir o sucesso da implementação. Num estudo prospetivo recente de 100 doentes torácicos com estatísticas descritivas, Alarcon e Penalver Cuesta (2013) avaliaram a influência da recuperação melhorada torácica no tempo de internamento. Os autores verificaram que o tempo médio de internamento diminuiu de 11 para 5,4 dias (Alarcon e Penalver Cuesta, 2013). No entanto, a utilização pelos autores de uma pequena amostra de conveniência limita a significância dos resultados, reduzindo a probabilidade de os resultados serem representativos da população estudada (Polit e Beck, 2013). Uma faceta fundamental que Alarcón e Penalver Cuesta (2013) atribuem a este facto é a gestão das expectativas dos doentes no pré-operatório para os preparar para o tempo de internamento estimado, melhorando assim o envolvimento do doente no percurso e aumentando a possibilidade de atingir os objectivos de reabilitação atempadamente. Por conseguinte, a melhoria da satisfação global do doente é conseguida através da consistência da implementação dos elementos-chave do ERAS, tal como descrito por Kehelt e pelo trabalho discutido anteriormente (Kehlet, 1997; Guidelines for Implementation of Enhanced Recovery Protocols, 2009).

Um estudo anterior de Das-Neves-Pereira e colegas (2009) exemplifica as medidas iniciais para implementar uma recuperação melhorada na cirurgia torácica e apoia as conclusões do trabalho mais recente no terreno (Das-Neves-Pereira, Bagan, Coimbra-Israel, Grimaillof-Junioer, Cesar-Lopez, Milanez-de-Campos, Riquet e Biscegli-Jatene, 2009). Das-Neves-Pereira et al (2009) estudaram doentes submetidos a recuperação avançada durante um período de cinco anos. No entanto, durante esse período, o seu estudo sofreu a limitação de uma dimensão relativamente baixa de 121 doentes que cumpriam os critérios de inclusão e exclusão delineados. Os autores discutem esta limitação no seu artigo e reconhecem que as conclusões não podem ser tiradas sem um estudo mais aprofundado com um tamanho de amostra maior para melhorar a significância estatística dos resultados (Parahoo, 2014). Apesar do tamanho reduzido da amostra, os resultados estão de acordo com os de muitos dos outros estudos sobre recuperação melhorada em qualquer um dos campos cirúrgicos discutidos (Alarcon e Penalver Cuesta, 2013; Husted et al, 2011; Sidhu, Lancaster, Elliot e Brand, 2012). Nomeadamente, a redução do tempo de internamento como um subproduto da implementação dos princípios-chave da recuperação melhorada. Esta pode ser uma medida de resultado grosseira do sucesso de qualquer programa de recuperação reforçada, mas como já foi referido, devido à sua abordagem multimodal, nenhum estudo encontrou ainda qualquer componente-chave para o seu sucesso. Em vez disso, cada um deles apontou para a aplicação de cada princípio e o cumprimento dos mesmos, o que proporciona o maior sucesso e melhorias nos resultados (Das-Neves-Pereira et al, 2009; Jones, Edmonds, Ghosh e Klein, 2013; Scott, McDonald, Campbell, Smith, Carey, Johnston, James e Breusch, 2013).

Resumo

Existem provas para a utilização da recuperação melhorada no domínio da cirurgia torácica, mas é necessário desenvolvê-las para garantir uma base de provas sólida para uma aplicação segura. A investigação futura pode ser impulsionada pelo facto de o número de procedimentos cirúrgicos torácicos estar a aumentar no Reino Unido, com o Golden Jubilee National Hospital a realizar, em média, duas vezes mais procedimentos cirúrgicos torácicos do que os seus congéneres no Reino Unido (SCTS, 2014). No clima económico atual, há uma maior pressão para uma utilização mais eficiente dos recursos devido à austeridade global. Reduzir o tempo de internamento e, ao mesmo tempo, reduzir os custos é um resultado possível da melhoria da recuperação, mas não deve ser feito à custa da qualidade dos cuidados prestados ao doente ou da satisfação sentida com os cuidados. Isto também vai de encontro ao atual impulso para os cuidados centrados na pessoa, tal como descrito pelo organismo regulador de enfermagem, que todos os profissionais de enfermagem devem procurar alcançar. Isto é, fazer com que um paciente ou pessoa seja um parceiro igual nos seus cuidados e que o indivíduo e o sistema de saúde beneficiem porque a pessoa experimenta uma maior satisfação com os seus cuidados (RCN, 2015).

2.3.7 Satisfação dos doentes

Um dos trabalhos mais abrangentes que investigou a satisfação do paciente foi o dos pesquisadores noruegueses Iversen, Holmboe e Bjertnaes (2012). Este trabalho teve como objetivo descrever o desenvolvimento e a avaliação do Cancer Patient Experiences Questionnaire (CPEQ), testando a qualidade dos dados, a consistência interna, a fiabilidade e a validade restrita. Este estudo nacional mostra que os questionários de satisfação do doente podem ser instrumentos válidos e fiáveis para a recolha de dados que podem ser utilizados para a melhoria da qualidade (Iversen et al, 2012).

Iversen e colegas (2012), juntamente com outros recursos, desenvolveram o questionário com base numa revisão da literatura sobre os questionários existentes. No entanto, os autores não referem o volume de literatura revista, o que não permite ao leitor perceber o quão atual e bem lida é a revisão (Parahoo, 2014). Apesar disso, Iversen et al (2012) seguem o guia de Parahoo (2014) para garantir a validade do conteúdo do questionário, entrevistando doentes com cancro e grupos de discussão de clínicos especializados. Além disso, isto assegurou que o questionário abordava os aspectos importantes das experiências de cuidados dos doentes com cancro. O questionário foi testado em 953 doentes com cancro, o que permitiu fazer pequenos ajustes (Polit e Hungler, 1999).

O questionário resultante foi testado quanto à qualidade dos dados, fiabilidade e validade de conteúdo, tal como recomenda Parahoo (2014) para a avaliação de questionários. Assim, demonstrando

prova que os questionários aos doentes podem ser considerados instrumentos de avaliação comparativa dos serviços e uma medida de qualidade através da medição da satisfação dos doentes.

Satisfação dos doentes em cirurgia torácica

Um artigo italiano apoia estas conclusões de que os questionários de satisfação dos doentes podem ser utilizados como indicadores de qualidade. Rocco e Brunelli (2012), ambos cirurgiões torácicos,

analisaram o conceito de gestão da relação com o cliente como uma nova oportunidade para a melhoria da qualidade na cirurgia torácica. Esse é o conceito de que os indicadores não clínicos, como a satisfação do paciente, podem fornecer aos prestadores de serviços uma ferramenta para identificar os pontos fracos a serem melhorados (Rocco e Brunelli, 2012). Rocco e Brunelli (2012) baseiam o seu ponto de vista nos Sistemas de Avaliação do Desempenho (PES) da Organização Mundial de Saúde, uma abordagem multimodal à medição da qualidade, estando a satisfação do doente incluída. Os autores apoiam este ponto de vista através da revisão de artigos que visam avaliar a satisfação do doente no domínio da cirurgia torácica. Apesar de abrangerem apenas as linhas gerais, Rocco e Brunelli (2012) conseguem demonstrar algumas evidências de que a investigação da satisfação do doente e as suas implicações para a prática estão a ganhar uma maior importância como indicador de qualidade. A força destas conclusões é parcialmente diminuída pelo pequeno número de estudos analisados, uma limitação não discutida pelos autores (Parahoo, 2014). Um estudo relativamente precoce sobre a recuperação melhorada em cirurgia torácica, do que na altura se designava por fast-track, analisou o serviço de cirurgia fast-track em termos de qualidade e custo-eficácia (Cerfolio, Picker, Bass e Katholi, 2001). Este estudo analisou a implementação de muitos dos elementos recomendados do que hoje conhecemos como recuperação melhorada e, mesmo nesta implementação inicial, a satisfação do doente foi considerada. Os autores analisaram o serviço, incluindo um questionário de satisfação do doente
inquérito. Os resultados revelaram elevadas taxas de satisfação com o serviço, com 97% dos doentes a declararem uma satisfação excelente ou boa com os cuidados prestados no momento da alta e, o que é talvez mais interessante, 91% dos doentes a declararem-se extremamente satisfeitos ou satisfeitos no contacto de seguimento de duas semanas. Este estudo em particular incluiu uma amostra grande de 500 doentes, uma vez que uma amostra grande apresenta resultados mais generalizáveis, tornando a viabilidade da aplicação dos resultados do autor uma consideração para a prática (Parahoo, 2014).

2.4 Fundamentação do estudo proposto

O NHS Institute for Innovation and Improvement (2008) aconselha que, uma vez implementado um programa de recuperação reforçada, a atenção deve centrar-se no desenvolvimento de medidas que indiquem até que ponto o programa está a funcionar bem. Uma área que está a ganhar credibilidade como medida de qualidade é a da satisfação dos doentes. Os artigos de investigação analisados neste capítulo revelam que a recuperação reforçada, enquanto via de cuidados, é segura e eficaz e que a sua medição não deve incidir apenas em indicadores clínicos, como a redução do tempo de internamento e a redução de custos, mas também em indicadores não clínicos, como a satisfação dos doentes. Um inquérito sobre a satisfação dos doentes pode revelar resultados interessantes quanto à perceção da satisfação dos doentes relativamente aos cuidados que receberam. Enquanto indicador não clínico de qualidade, a satisfação dos doentes pode ser algo que deve ser considerado aquando da avaliação de qualquer prestação de serviços. Muitos estudos mostram a necessidade de mais investigação neste domínio, em particular nas áreas cirúrgicas especializadas, bem como o papel da avaliação da satisfação dos doentes como instrumento de medição da qualidade. É particularmente evidente a lacuna de conhecimentos no domínio da cirurgia torácica. No entanto, a investigação existente fornece uma base sólida a partir da qual se pode construir, sendo o objetivo final deste investigador explorar a experiência dos doentes de um programa de recuperação torácica melhorado e os factores que contribuem para a sua satisfação com esse serviço. A metodologia para atingir este objetivo será discutida nas secções seguintes.

2.5 Revisão bibliográfica da metodologia

Existem muitas abordagens de investigação a considerar na investigação em enfermagem, pelo que é essencial compreender e empregar a metodologia mais adequada para responder à questão de investigação (Gerrish e Lathlean, 2015). Parahoo (2014) descreve a investigação qualitativa como sendo baseada numa posição naturalista, em que as ideias são subjectivas. A investigação qualitativa tende a emprestar dados não numéricos em que a análise se baseia em métodos narrativos e temáticos (Gerrish e Lathlean, 2015). Por outro lado, a investigação quantitativa é um termo lato que se baseia num paradigma positivista, com concepções e métodos de investigação que

produzem dados numéricos que se prestam à análise estatística (Polit e Beck, 2013).
A investigação quantitativa é descrita mais especificamente por Polit e Beck (2013) como um meio
de examinar a relação entre variáveis, testando assim teorias objectivas propostas pelo investigador.
Isto permite ao investigador levar a cabo investigações sobre factores humanos habitualmente
explorados na investigação sobre cuidados de saúde que podem não estar tradicionalmente
associados a medições objectivas (Polit e Beck, 2013). A investigação quantitativa oferece a
vantagem de fornecer verdades mensuráveis e objectivas das variáveis estudadas, com métodos para
minimizar o enviesamento utilizados para oferecer maior confiança nos resultados obtidos (Gerrish
e Lathlean, 2015).
A investigação qualitativa contrasta com a sua abordagem interpretativista, em que não existe uma
interpretação ou verdade única que possa ser generalizada, uma vez que se baseia num fenómeno
específico descrito pelo investigador (Gerrish e Lathlean, 2015). Esta abordagem pode proporcionar
riqueza para a compreensão de um determinado fenómeno, mas está aberta ao enviesamento das
perspectivas do próprio investigador (Polit e Beck, 2013). Em contrapartida, a investigação
quantitativa oferece dados válidos, fiáveis e replicáveis que podem ser utilizados para informar a
prática, produzir políticas fiáveis e promover a educação (Parahoo, 2014).
Compreendendo os pontos fortes e fracos das abordagens quantitativas e qualitativas, verifica-se
que ambas têm os seus méritos na investigação em enfermagem e podem ser potencialmente
aplicadas para explorar fenómenos (Polit e Beck, 2013).

2.6 Metodologia selecionada

A investigação tem como objetivo fornecer novos conhecimentos sobre uma área escolhida para
provar ou refutar as nossas hipóteses (Parahoo, 2014). No entanto, isto só pode ser conseguido
através da escolha correcta da metodologia e do desenho da investigação. Para este estudo, foi
utilizada uma abordagem quantitativa descritiva utilizando um questionário como ferramenta de
recolha de dados para avaliar prospectivamente a satisfação do doente após uma recuperação
melhorada após cirurgia torácica. O objetivo é investigar a satisfação global do doente e a relação
entre facetas específicas do resultado da satisfação do doente após a prestação de cuidados de
recuperação melhorada após cirurgia torácica. O método de exploração da atual questão de
investigação é discutido a seguir.
As medidas e os procedimentos utilizados para recolher os dados demográficos e os dados dos
participantes, bem como as hipóteses estatísticas e as análises relacionadas, são descritos nos
capítulos seguintes.

2.7 Definição de conceção descritiva quantitativa

Polit e Hungler (2013) descrevem a conceção da investigação descritiva como a representação dos
traços de indivíduos, situações ou grupos e a regularidade com que certos fenómenos ocorrem,
utilizando estatísticas para descrever e resumir os dados. Ou seja, a investigação descritiva
As abordagens de investigação de tipo qualitativo visam explorar e descrever o que existe,
permitindo ao investigador identificar as características do fenómeno que está a ser investigado
(Parahoo, 2014).
A conceção da investigação foi construída em torno do objetivo de inquirir os doentes relativamente
à sua satisfação com o serviço que receberam. Polit e Hungler (1999) explicam que um inquérito é a
recolha de dados e a análise desses dados numericamente, o que faz dele um projeto quantitativo.
Para facilitar o inquérito aos doentes, foi adoptada uma abordagem de investigação descritiva. O
termo investigação descritiva refere-se ao tipo de pergunta de investigação, conceção e análise de
dados que serão aplicados a um determinado tópico. As estatísticas descritivas dizem-nos o que
existe e, por isso, são adequadas neste estudo, em que o objetivo é obter um indicador da satisfação
dos doentes (Bland, 2000). Os métodos de inquérito são frequentemente utilizados para recolher
dados descritivos (Bland, 2000). Como refere Parahoo (2014), os estudos descritivos são úteis em
áreas onde pouco se sabe e, a partir dos dados recolhidos, podem surgir padrões ou tendências e
podem ser observadas possíveis ligações entre variáveis. Assim, esta abordagem foi considerada a
mais adequada para observar os fenómenos estudados. Esta investigação, mais especificamente, é
um estudo descritivo quantitativo prospetivo que utiliza um questionário para inquirir a satisfação

dos doentes (Parahoo, 2014).

2.8 Tamanho da amostra e população

Na conceção de qualquer estudo de investigação são cruciais as considerações sobre o número necessário e as características dos participantes convidados para o projeto (Parahoo, 2014). Estas podem ser decididas por restrições em torno do estudo, como o tempo disponível para recolher dados e se existem prazos em torno do estudo, por exemplo, prazos académicos (Gerrish e Lathlean, 2015). Por esta razão, os investigadores podem selecionar uma parte da população, uma vez que pode não ser possível obter dados de toda a população; isto é conhecido como a amostra (Parahoo, 2014). A partir da amostra, o investigador pode obter dados que, quando analisados, podem ser representativos da população-alvo (Polit e Beck, 2013).

Para obter uma amostra da população, os dois tipos básicos de estratégias de amostragem que podem ser utilizados são a probabilidade e a não-probabilidade (Parahoo, 2014). A amostragem probabilística consiste na seleção aleatória das características de uma população (Parahoo, 2014). A amostragem probabilística é considerada a estratégia mais abrangente para garantir que todas as características possíveis da população-alvo têm a mesma probabilidade de serem seleccionadas (Polit e Beck, 2013). Gerrish e Lathlean (2015) descrevem as vantagens da amostragem probabilística como sendo a maior probabilidade de se obter uma amostra representativa com viés e erros de amostragem reduzidos. No entanto, isto exige uma abordagem exaustiva e robusta que pode não ser viável ou alcançável para todos os investigadores (Gerrish e Lathlean, 2015).

A amostragem não probabilística refere-se à amostragem que não é aleatória (Polit e Beck, 2013). Em contraste com a amostragem probabilística, a amostra não probabilística não é um produto de um processo de seleção aleatório. Os sujeitos de uma amostra não probabilística são geralmente seleccionados com base na sua acessibilidade ou no julgamento pessoal intencional do investigador. A desvantagem do método de amostragem não probabilística é que uma proporção desconhecida da população não é objeto de amostragem (Parahoo, 2014). Parahoo (2014) considera que esta amostra pode ou não representar com exatidão toda a população. Por conseguinte, os resultados da investigação não podem ser utilizados em generalizações relativas a toda a população.

Apesar desta fraqueza, a amostragem não probabilística permite a utilização de amostras de conveniência e oferece uma abordagem mais económica (Gerrish e Lathlean, 2015). Tendo em conta estas razões, a amostragem não probabilística foi utilizada neste estudo.

A amostragem por conveniência foi o tipo de amostragem não probabilística empregue neste estudo. A amostragem por conveniência permite ao investigador utilizar como participantes as pessoas mais convenientemente disponíveis (Polit e Beck, 2013). Isto é particularmente eficaz quando existem restrições económicas e de tempo, como acontece num estudo académico, o que permite ao investigador recrutar economicamente uma amostra maior e de mais fácil acesso. No entanto, como Polit e Beck (2013) referem, a desvantagem da amostragem de conveniência é o enviesamento da amostra e o facto de a amostra poder não ser representativa de toda a população. Além disso, este facto pode distorcer os resultados de quaisquer descobertas subsequentes (Parahoo, 2014).

2.9 Acesso à população

O acesso à população deve ser cuidadosamente considerado e devem ser seguidos os canais correctos para obter a autorização necessária para iniciar qualquer estudo (Polit e Beck, 2013). Nos estudos no domínio dos cuidados de saúde, a aprovação para o acesso deve ser solicitada não só aos organismos de ética ou de investigação e desenvolvimento adequados, mas também às partes interessadas envolvidas, por exemplo, os enfermeiros responsáveis, os consultores e os gestores, também conhecidos como "guardiões" (Gerrish e Lathlean, 2015). Gerrish e Lathlean (2015) recomendam a identificação destes "guardiões" e a apresentação de um esboço da sua proposta de investigação, a fim de obter a sua aprovação para negociar o acesso aos participantes na investigação e aos dados de que necessita para a sua investigação. Isto deve ser considerado parte do processo de aprovação, juntamente com considerações éticas (Polit e Beck, 2013).

2.10 Ética

As considerações éticas no âmbito da investigação são parte integrante do planeamento e da realização da investigação. Grande parte da literatura aconselha os investigadores a respeitarem os participantes, a responderem às necessidades dos indivíduos vulneráveis, a obterem o consentimento e a manterem confidencialidade (Downie e Calman, 1998; Gerrish e Lathlean, 2015; Parahoo, 2014). Estas recomendações têm o seu percurso no Relatório Belmont de 1979, que delineou 3 considerações éticas principais: beneficência, respeito pela dignidade humana e justiça.

A beneficência é uma ação que é realizada para o benefício de outros, ou seja, num contexto clínico, para não causar danos e ajudar os doentes (Polit e Beck, 2013). Por conseguinte, os riscos nunca devem ultrapassar o potencial benefício de qualquer intervenção (Polit e Beck, 2013). Parahoo (2014) esclarece ainda que o projeto de investigação deve, em última análise, ter como objetivo beneficiar o participante ou a sociedade como um todo, através da prestação de novos cuidados ou do enriquecimento do nosso conhecimento e compreensão. No entanto, recomenda-se que este objetivo não seja determinado pelo investigador, mas por um organismo independente que represente o bem-estar do participante e não tenha qualquer preconceito em relação ao estudo, apenas como defensor dos potenciais participantes (Parahoo, 2014). Por conseguinte, deve procurar-se obter aconselhamento ético e aprovação para todas as propostas de investigação, auditoria ou inquérito, quer seja junto da governação clínica local ou do Serviço Nacional de Ética em Investigação (Gerrish e Lathlean, 2015).

O respeito pela dignidade humana obriga o investigador a revelar todas as facetas da investigação a um potencial participante e a dar-lhe a oportunidade de tomar uma decisão informada sobre este possível empreendimento (Polit e Beck, 2013). Esta é a noção de consentimento informado, sustentada pela autodeterminação e pela divulgação completa (Parahoo, 2014). O consentimento informado só pode ser obtido se o participante for plenamente informado dos objectivos e do estudo e se lhe for dada a oportunidade de compreender esta informação sem coação (Parahoo, 2014). Por último, o Relatório Belmont, de 1979, estabelece o princípio da justiça para todos os participantes, sustentado pelo direito a um tratamento justo e à privacidade. Os participantes devem ter o direito e a garantia de que os seus dados serão recolhidos e armazenados de forma confidencial e devem ser informados de qualquer divulgação de determinados dados exigida no âmbito do estudo (Polit e Beck, 2013). No caso dos questionários, a identidade do inquirido deve permanecer confidencial com a garantia de anonimato (Polit e Beck, 2013). Gerrish e Lathlean (2015) reconhecem a dificuldade de o conseguir em certos questionários com amostras de pequena dimensão e recomendam a garantia de confidencialidade, na medida em que apenas o investigador terá acesso aos dados. Além disso, no caso dos questionários, nem sempre é necessário o consentimento assinado dos participantes e a devolução do questionário é considerada como consentimento (Gerrish e Lathlean, 2015). No entanto, isto aplica-se apenas a determinados grupos e não é adequado para coortes vulneráveis, o que deve ser tido em consideração quando se procura a aprovação ética para estudos que envolvam questionários (Polit e Beck, 2013).

2.11 Recolha de dados

2.11.1 Questionários

Os questionários oferecem a vantagem de poderem ter amostras de maior dimensão, com uma abordagem mais económica para obter dados quantitativos para análise estatística (Polit e Hungler, 1999). Como meio de recolha de dados, foi adaptado um questionário de um inquérito nacional validado e fiável anteriormente utilizado para o objetivo e a hipótese deste estudo (Anexo I). Foi pedida autorização aos organismos associados para adaptar os questionários para utilização neste estudo (Anexo II).

2.11.2 Pontos fortes e fracos dos questionários

Tal como referido por Polit e Hungler (1999), os questionários podem chegar a um grande número de pessoas e Parahoo (2014) apoia este facto, acrescentando que os custos podem ser inferiores aos de outros métodos de recolha de dados. Além disso, uma vez que as perguntas são pré-determinadas e normalizadas, isto proporciona um grau de fiabilidade (Parahoo, 2014). Para além das vantagens referidas, os questionários também podem ser administrados em muitos locais, tornando a sua utilização conveniente (Gerrish e Lathlean, 2015). Talvez uma das principais vantagens seja a ausência do que Parahoo (2014) descreve como o efeito do entrevistador. É quando o participante é reservado nas suas respostas ou modifica a sua resposta devido à presença do entrevistador. Parahoo (2014) sugere que um questionário auto-administrado pode levar a um relato mais preciso, eliminando a sensação de embaraço e desconforto que pode ser projectada pela presença de um entrevistador, limitando assim a resposta mais verdadeira.

No entanto, os questionários dependem da memória dos participantes e baseiam-se na recordação retrospetiva de informações, que pode ser influenciada pelo estado emocional ou físico atual dos participantes, uma consideração importante no contexto dos cuidados de saúde (Gerrish e Lathlean, 2015). Por conseguinte, o momento da administração do questionário deve ser considerado, por exemplo, aquando da alta ou 30 dias após a alta. Além disso, as perguntas têm o potencial de enviesar a resposta dos participantes, por exemplo, se o questionário perguntar sobre o consumo de drogas de um participante, isso pode influenciar a resposta e as respostas subsequentes (Gerrish e Lathlean, 2015). Talvez o fator mais limitante, e mais ainda na investigação em enfermagem, seja a falta de contexto oferecida por questionários padronizados (Parahoo, 2014). Uma abordagem de método misto pode fornecer um contexto mais rico para as respostas fornecidas e informar a prática de forma mais fiável (Polit e Beck, 2013).

2.11.3 Taxas de resposta

Um fator potencialmente limitador dos questionários é a taxa de resposta (Gerrish e Lathlean, 2015). A taxa de resposta é, no caso dos questionários, o número de questionários de participantes elegíveis devolvidos dividido pelo número de potenciais participantes elegíveis (Parahoo, 2014). As baixas taxas de resposta são alegadamente comuns, no entanto, a literatura recomenda que uma boa taxa de resposta seja considerada como sendo igual ou superior a 75% (Gerrish e Lathlean, 2015). Parahoo (2014) recomenda estratégias para aumentar as taxas de resposta, mas o recrutamento e a explicação presencial do questionário permitem uma maior compreensão por parte do participante da importância do seu envolvimento no estudo. Além disso, na conceção do estudo, é necessário procurar questionários fáceis de compreender, mais curtos e apresentados de forma bem estruturada (Parahoo, 2014).

2.11.4 Validade e fiabilidade dos questionários

A validade e a fiabilidade dos questionários garantem que a ferramenta mede o que é suposto medir e que é replicável (Gerrish e Lathlean, 2015). A validade refere-se ao primeiro aspeto, ou seja, o questionário mede corretamente e com precisão aquilo para que foi concebido (Polit e Beck, 2013). As duas medidas mais básicas de validade descritas na literatura são a validade de face e a validade de conteúdo (Parahoo, 2014; Gerrish e Lathlean, 2015). A validade facial é uma forma de validade de conteúdo que oferece alguma compreensão sobre se o instrumento reflecte ou não os fenómenos que estão a ser investigados (Parahoo, 2014). Isto pode ser testado pedindo a qualquer pessoa que responda ao questionário e comente a sua facilidade de utilização. A validade de conteúdo é também uma forma rudimentar de testar a validade, pedindo a peritos na área que avaliem se o questionário é representativo dos fenómenos a investigar (Gerrish e Lathlean, 2015). Recomendam-se medidas de validade mais aprofundadas quando se concebe uma nova ferramenta; no entanto, se se adaptar uma ferramenta validada existente, recomenda-se a validade de face e de conteúdo (Parahoo, 2014).

A fiabilidade garante que uma ferramenta mede o que foi concebida para medir de forma consistente e replicável (Gerrish e Lathlean, 2015). Esta é frequentemente testada estatisticamente para demonstrar a consistência (Polit e Beck, 2013). Polit e Beck (2013) referem que o teste de fiabilidade mais utilizado em enfermagem é o da fiabilidade interna. Trata-se da forma como os itens do questionário estão relacionados entre si (Gerrish e Lathlean, 2015).

2.11.5 Seleção de um questionário

Os questionários padronizados existentes oferecem a vantagem de terem sido submetidos a uma análise psicométrica rigorosa para demonstrar a sua validade e fiabilidade (Gerrish e Lathlean, 2015). No entanto, Gerrish e Lathlean (2015) recomendam que qualquer investigador que esteja a pensar utilizar um questionário existente deve considerar a adequação da ferramenta à investigação proposta. Ou seja, será que o questionário fornece os dados necessários para responder à pergunta de investigação (Polit e Beck, 2013). Com isto em mente, os questionários existentes administrados em contextos de cuidados de saúde que foram concebidos para medir a satisfação com todas as facetas do percurso do doente foram explorados quanto à sua adequação.

O National Inpatient Survey 2014 administrado pelo Picker Institute em conjunto com a Care Quality Commission (CQC) foi escolhido uma vez que o questionário utilizado foi concebido para medir a satisfação geral com os cuidados de internamento, mas também para indicar algumas áreas em que as experiências dos doentes com os cuidados eram menos positivas (CQC, 2014). Os objectivos do Inpatient Survey 2014 estão em consonância com os objectivos deste estudo e, por conseguinte, são uma ferramenta adequada para adaptar à utilização local. O Inquérito aos Doentes Internados de 2014 consistia em 77 perguntas, incluindo perguntas demográficas. Para efeitos do presente estudo, apenas foram consideradas as perguntas mais relevantes para os objectivos. Além disso, um questionário deste tamanho corre o risco de reduzir a taxa de retorno, tal como descrito por Parahoo (2014), como um fardo para os inquiridos. Reconhecendo o sentimento de que a participação é uma dificuldade ou que o tempo do participante é precioso (Parahoo, 2014). Por conseguinte, as perguntas mais relevantes para este estudo foram avaliadas quanto à sua adequação, com o objetivo de reduzir o questionário para menos de 20 perguntas (Anexo III).

2.12 Estudo-piloto

Para avaliar a adequação de um instrumento de recolha de dados, neste caso um questionário, pode ser utilizado um estudo-piloto (Parahoo, 2014). O estudo-piloto permite o pré-teste do questionário antes do estudo principal para garantir que as perguntas podem ser compreendidas e não são ambíguas (Polit e Hungler, 2013). Isto pode permitir ao investigador testar a ferramenta num pequeno número de participantes para aperfeiçoar as perguntas e avaliar a usabilidade da ferramenta (Parahoo, 2014).

2.13 Análise de dados

A análise é a fase em que o investigador dá sentido aos dados para que estes possam ser apresentados ao leitor de forma compreensível (Parahoo, 2014). Para compreender e interpretar os resultados de qualquer investigação quantitativa, é necessário efetuar uma análise (Parahoo, 2014). A análise envolve a utilização de números para interpretar e apresentar os resultados. Para dar significado a estes números, o questionário será codificado utilizando uma escala nominal e ordinal, se for caso disso. No caso dos questionários, pode ser adoptada uma abordagem estatística descritiva com o emprego de ferramentas de análise estatística como o Statistical Package for Social Scientists (SPSS versão 20). Isto permite a análise sistemática dos dados para testar as tendências e os padrões que podem então ser comunicados nos resultados (Gerrish e Lathlean, 2015). A estatística descritiva pode ser utilizada para produzir dados sobre a frequência e a tendência central que podem depois ser apresentados graficamente e em percentagens (Parahoo, 2014). A estatística inferencial pode ser empregue para verificar possíveis ligações entre variáveis utilizando o teste do Qui-quadrado para mostrar quaisquer ligações com as variáveis e a satisfação geral e mostrar se existe alguma significância estatística nos resultados (Polit e Hungler, 2013).

Capítulo 3
Materiais e métodos

Conceção do estudo

3.1 População e dimensão da amostra

Parahoo (2014) define a população como o número total de unidades, tais como indivíduos, eventos ou organizações, a partir dos quais os dados podem ser potencialmente recolhidos. Para efeitos do presente estudo, os doentes submetidos a uma recuperação melhorada após uma ressecção pulmonar constituem a população. A via de cuidados para os doentes submetidos a uma recuperação melhorada após uma ressecção pulmonar é descrita no Anexo IV. O estudo procurou obter uma amostra de doentes de um grande centro torácico que presta um serviço nacional. A aprovação da governação clínica local e da ética da Universidade de Glasgow MVLS foi concedida e a inscrição de doentes torácicos pós-operatórios começou em abril de 2015 (Anexo V).

Os doentes foram recrutados durante um período de três meses, com o objetivo de selecionar a maior amostra possível, de modo a ser representativa da população-alvo (Polit e Hungler, 1999). Esta estratégia, por ser mais económica e eficiente, foi utilizada na amostragem, uma vez que o investigador dispunha de tempo e recursos limitados para estudar todos os elementos da população (Polit e Hungler, 1999). Os doentes foram recrutados entre os menos de cinco cirurgiões que efectuam cirurgia torácica. Três cirurgiões são cirurgiões torácicos a tempo inteiro e dois são cirurgiões cardíacos e torácicos mistos. Destes, três cirurgiões a tempo inteiro utilizam a via de recuperação melhorada, com uma abordagem mista de toracotomia/aberta e cirurgia torácica assistida por vídeo (VATS)/abordagem minimamente invasiva. Os restantes dois cirurgiões de especialidades mistas utilizam a via de recuperação melhorada, com uma abordagem mista de toracotomia/aberta. Os doentes submetidos a cirurgia VATS/minimamente invasiva serão incluídos, uma vez que uma abordagem minimamente invasiva, sempre que possível, é recomendada como parte da via de recuperação melhorada e, por conseguinte, como melhor prática para a recuperação melhorada.

A abordagem por toracotomia também será incluída, uma vez que, apesar de a melhor prática ser a VATS, o programa de recuperação melhorada pode ser aplicado a todas as ressecções pulmonares, independentemente da abordagem.

Os doentes foram recrutados durante o seu internamento, uma vez que o acesso aos doentes no pré-operatório colocava desafios devido ao tempo limitado para falar com os doentes no pré-operatório. Polit e Hungler (1999) recomendam que a apresentação pessoal dos questionários aos inquiridos tem um efeito positivo na sua taxa de retorno. Por conseguinte, os doentes foram recrutados pessoalmente pelo investigador, o que foi apoiado pela ficha de informação do participante para explicar o objetivo e a intenção do estudo e garantir o anonimato (Anexo VI). Pediu-se aos doentes que preenchessem o questionário e o devolvessem aquando da sua alta da enfermaria.

Após 3 meses de recrutamento, a amostra era de 48 pacientes, de um total potencial de 106 pacientes. As limitações desta dimensão da amostra e da taxa de retorno foram reconhecidas e serão discutidas mais adiante (5.6).

Os participantes que preenchiam os critérios foram abordados pela equipa de investigação na enfermaria, no pós-operatório, e convidados a participar no estudo. Os participantes receberam o questionário juntamente com uma explicação verbal do estudo e informação escrita sob a forma de uma folha de informação do doente (Anexo VI)

3.1.1 Critérios de inclusão

Todos os doentes que receberam uma ressecção pulmonar e foram submetidos ao programa de cuidados de recuperação melhorada e que não tinham critérios de exclusão foram incluídos.

3.1.2 Critérios de exclusão

Os critérios de exclusão foram: doentes que foram submetidos a cirurgia pulmonar mas não a uma ressecção pulmonar. Foram excluídos os doentes que se desviaram do programa de recuperação melhorada (ou seja, os doentes que tiveram complicações no pós-operatório que levaram a um internamento na UCI ou a um internamento prolongado na unidade de cuidados intensivos). Foram excluídos os doentes com défice cognitivo pré-existente ou desenvolvido no pós-operatório.

3.2 Aprovação ética

Os profissionais de saúde têm a obrigação de fornecer uma prática baseada em provas e, por conseguinte, têm de efetuar investigação para o fazer, pelo que as considerações éticas são relevantes para todos (Downie e Calman, 1998). Polit e Hungler (1999) recomendam que, durante qualquer investigação, a conduta ética deve ser considerada para garantir a proteção dos direitos das pessoas estudadas. Por conseguinte, para garantir o direito dos participantes a não serem prejudicados, foi pedida a aprovação ética ao comité MVLS da Universidade de Glasgow e ao departamento de governação clínica do Golden Jubilee National Hospital (Parahoo, 1997) (Anexo V).

3.2.1 Consentimento informado

O consentimento informado foi solicitado aos participantes por meio de uma carta de acompanhamento que acompanhava o questionário e por escrito e verbalmente quando os participantes foram recrutados. Assim, foi respeitado o direito dos participantes a uma divulgação completa (Parahoo,
2014) . Nessa altura, foi explicado que os participantes podiam desistir em qualquer altura, defendendo assim o direito à autodeterminação (Parahoo, 2014).

3.2.2 Confidencialidade

Os questionários auto-administrados oferecem a vantagem de serem preenchidos anonimamente, protegendo assim a privacidade, o anonimato e a confidencialidade (Parahoo, 2014). Os participantes foram convidados a preencher os questionários de forma anónima, sendo os únicos factores de identificação os dados demográficos do ano de nascimento e do sexo, para permitir algumas ligações e possíveis conclusões durante a análise dos dados.

3.3 Recolha de dados

Polit e Hungler (1999) descrevem corretamente a tarefa de desenvolver métodos adequados de recolha de dados como a parte mais difícil do processo de investigação. Para garantir a exatidão e a robustez, só é possível tirar conclusões utilizando métodos de recolha de dados de qualidade. Como o objetivo deste investigador era examinar quantitativamente a satisfação dos doentes, foi utilizada uma abordagem estruturada sob a forma de questionários auto-administrados (Polit e Hungler, 1999). Por conseguinte, a satisfação dos doentes foi medida utilizando um questionário compilado a partir de questionários nacionais recentes e validados que medem a satisfação dos doentes (Anexo III). Foi desenvolvida uma versão abreviada para reduzir o cansaço dos inquiridos e aumentar o potencial de preenchimento do questionário (Parahoo, 2014).

O questionário era constituído predominantemente por perguntas fechadas e por algumas perguntas de resposta curta. Polit e Hungler (1999) recomendam perguntas fechadas para aumentar as taxas de resposta, uma vez que consomem menos tempo, são mais eficientes e mais fáceis de explicar aos inquiridos.

Parahoo (2014) apoia esta ideia, referindo que as perguntas fechadas são mais fáceis de pré-codificar, tornando a análise mais simples. No entanto, reconhece-se que as perguntas fechadas podem limitar o tipo de resposta dada. A validade do questionário resultante foi testada para garantir que o questionário respondia aos objectivos deste estudo.

3.3.1 Validade

A validade é o grau em que um instrumento mede o que se pretende medir (Polit e Hungler, 1999). A ferramenta para este estudo, o questionário, foi testada quanto à validade facial e de conteúdo para garantir que abordava as questões em estudo (Parahoo, 2014).

A validade facial avaliou se o instrumento mede ou não o conceito que é suposto medir. O teste piloto do questionário numa pequena amostra de doentes de cirurgia torácica testou a validade facial. Isto garantiu que o questionário respondia à pergunta de investigação e aos objectivos a estudar (Parahoo, 2014).

A validade de conteúdo garante que existem perguntas relevantes suficientes para representar adequadamente o conceito que está a ser estudado (Parahoo, 2014). Parahoo (2014) sugere que se teste isto submetendo o questionário a profissionais experientes e conhecedores do tópico, que podem fazer sugestões para a adequação e relevância das perguntas. Enfermeiros torácicos experientes, cirurgiões torácicos consultores, conselheiros académicos e o departamento de investigação e desenvolvimento desempenharam este papel. Os resultados obtidos foram avaliados e foram efectuadas as alterações necessárias.

3.4 Estudo-piloto

Para além de testar a validade, Parahoo (1997) sugere que a forma mais eficaz de avaliar a adequação de um questionário é realizar um pequeno teste-piloto do mesmo. O teste-piloto deu uma ideia sobre se as perguntas eram compreensíveis e relevantes, bem como uma ideia da adequação do comprimento e da estrutura (Parahoo, 1997). Além disso, o teste-piloto deu uma ideia do tempo necessário para administrar o questionário aos inquiridos (Polit e Hungler, 1999).

O estudo-piloto foi efectuado utilizando uma pequena amostra da população de cerca de 10 indivíduos que foram recrutados da mesma forma que no estudo principal e a quem foi pedido que preenchessem o questionário. Estes sujeitos não foram incluídos no estudo principal. Foi pedido aos participantes-piloto que dessem a sua opinião sobre o questionário e sobre quaisquer problemas que tivessem tido com a sua utilização ou com as instruções de preenchimento. Com base nesta informação, o conteúdo e a estrutura foram revistos e alterados.

Teve-se o cuidado de realizar o estudo-piloto da mesma forma que o estudo principal, de modo a que os pontos fracos assinalados sejam verdadeiramente representativos das insuficiências inerentes ao estudo principal, tal como recomendado por Polit e Beck (2013).

Capítulo 4
Resultados

4.1 Taxas de resposta

Os dados foram recolhidos durante um período de dois meses em 2015. Dos 110 questionários administrados, 44% (n=48) foram devolvidos e 11 estavam incompletos, no entanto foram incluídos porque continham dados demográficos, um foi excluído porque não havia dados demográficos para permitir a comparação de idades. Isto deu uma taxa de resposta final de 43% (n=47).

4.2 Informações demográficas

Os dados demográficos são apresentados no quadro 1. Dos 47 inquiridos, a proporção entre homens e mulheres é quase igual, com 49% dos primeiros e 51% dos segundos. Destes 47, 42,5% (n=20) tinham menos de 65 anos e 57,5% (n=27) tinham mais de 65 anos.

Tabela 1. Dados demográficos

	% (n)
Género	
Feminino	49% (23)
Masculino	51% (24)
Idade	
Menos de 65 anos	42.5% (20)
Mais de 65 anos	57.5% (27)

4.3 Níveis de satisfação dos doentes

A Tabela 2 resume a análise estatística descritiva dos resultados de satisfação para cada pergunta do questionário do doente. Isto demonstra que a maioria dos doentes classificou a maioria dos campos como excelentes ou bons, sendo que apenas a alimentação e o controlo da dor obtiveram uma pontuação média (4% [n=2] e 2% [n=1] respetivamente).

Tabela 2: Resultados de satisfação para cada pergunta

Perguntas	n	%

Q.1 Avaliação pré-operatória	Excelente	35	75%
	Bom	9	19%
	Média	0	
	Pobres	0	
	Em branco	3	6%
Q.2 Brochura	Excelente	26	55%
	Bom	19	41%
	Média	0	
	Pobres	0	
	Em branco	2	4%

Q.5 Enfermagem	Excelente	45	96%
	Bom	2	4%
	Média	0	
	Pobres	0	
	Em branco	0	
Q.6 Médicos	Excelente	43	91%
	Bom	4	9%
	Média	0	
	Pobres	0	
	Em branco	0	

	Excelente	17	36%
	Bom	28	60%
Q.7 Alimentação	Média	2	4%
	Pobres	0	
	Em branco	0	
Q.11 Controlo da dor	Excelente	34	72%
	Bom	8	17%
	Média	1	2%
	Pobres	0	
	Em branco	4	9%

P.17 Em geral	Excelente	44		94%
	Bom	1		2%
	Média	0		
	Pobres	0		
	Em branco	2		4%

Q.3 Foi informado sobre a duração do internamento (LOS)	Sim	42		89%
	Não	5		11%
P.4 Sentiu-se preparado para a sua operação?	Sim	44		94%
	Não	3		6%

P.8 Preencheu o seu diário do doente?	Sim	23	49%
	Não	23	49%
	Em branco	1	2%
P.9 Seguiu o percurso diário no seu folheto informativo?	Sim	38	81%
	Não	9	19%
Q.10 Sentiu-se envolvido nos seus cuidados?	Sim	41	87%
	Não	5	11%
	Em branco	1	2%
Q.12 Informações sobre fisioterapia	Sim	42	89%

	Não	1	2%
	Em branco	4	9%
Q.13 Sente-se confiante para ir para casa?	Sim	41	87%
	Não	1	2%
	Em branco	5	11%
Q.14 Sabe quem contactar se estiver preocupado com a sua doença ou se tiver alguma dúvida em casa?	Sim	37	79%
	Não	4	9%
	Em branco	6	12%
Q.15 Sabe quando é que pode esperar ver o seu enfermeiro/consultor?	Sim	24	51%

| Não | 15 | 32% |
| Em branco | 8 | 17% |

4.3.1 Avaliação da satisfação global por parte dos doentes

Os resultados mostram que a avaliação global da experiência do ERAS torácico pelos doentes foi de 94% de Excelente e 2% de Bom (4% não responderam), não tendo nenhum doente avaliado negativamente a sua experiência (Gráfico 1).

Gráfico 1: Avaliação da satisfação global por parte dos doentes

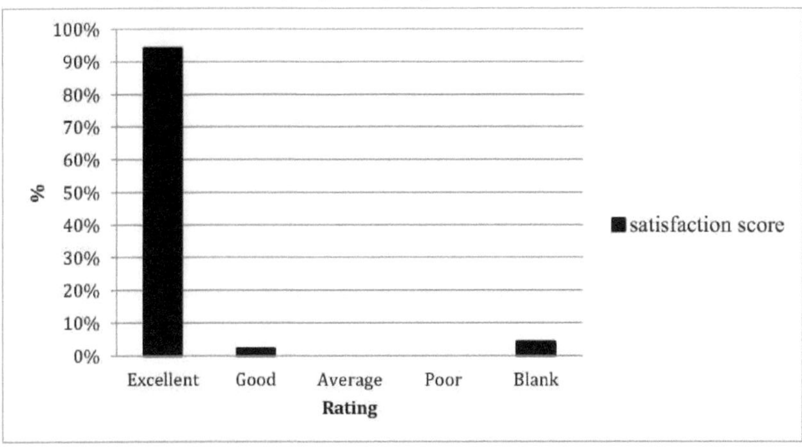

4.3.2 Utilidade do folheto e envolvimento dos doentes no folheto

Os resultados mostraram que 96% dos doentes consideraram que a utilidade do folheto era excelente ou boa (55% e 41%, respetivamente). Além disso, 81% dos doentes referiram ter seguido o percurso quotidiano descrito no folheto. Apesar das elevadas classificações de utilidade e de seguir o percurso do folheto, apenas 49% dos doentes indicaram ter preenchido as entradas do diário do folheto para registar o seu progresso.

4.4 Análise da pontuação de satisfação

Para dar significado aos resultados, as respostas ao questionário foram codificadas e, em seguida, foi calculada uma pontuação percentual a partir da pontuação total efectiva e da pontuação máxima potencial. O Quadro 3 apresenta a chave para a codificação.

Tabela 3. Chave de codificação

Resposta	Codificação
Excelente	5
Bom	4
Média	3
Pobres	2
Sim	1
Não	0
Em branco	99

O quadro 4 apresenta a pontuação percentual para cada pergunta, a fim de obter uma classificação total para cada uma delas a partir dos resultados codificados.

Tabela 4. Pontuação percentual de satisfação para cada pergunta

Questão	Pontuação
Q.1 Como foi a sua experiência na clínica de avaliação pré-operatória?	90%
Q.2 Considerou o folheto informativo do doente útil/ajuda?	88%
Q.3 Foi-lhe dito quanto tempo poderia esperar ficar depois da sua operação?	89%
P.4 Sentiu-se preparado para a sua operação?	94%

Q.5 Em que medida foi bem tratado pelo pessoal de enfermagem?	99%
Q.6 Como é que foi tratado pelos médicos?	98%
Q.7 O que achou das refeições/lanches oferecidos?	86%
P.8 Preencheu o seu diário do doente?	49%
P.9 Seguiu o percurso diário no seu folheto informativo?	81%
Q.10 Sentiu-se envolvido nas decisões sobre os seus cuidados?	87%
Q.11 Como é que a sua dor foi controlada?	87%
Q.12 Foi-lhe dada informação sobre fisioterapia que conseguiu compreender?	89%

Q.13 Sente-se confiante para ir para casa?	87%
Q.14 Sabe quem contactar se estiver preocupado com a sua doença ou se tiver alguma dúvida em casa?	79%
Q.15 Sabe quando é que pode esperar ver o seu enfermeiro/consultor?	51%
Q.17 Em geral, como classificaria os seus cuidados?	95%
Pontuação global média	84%

Os resultados do Quadro 4 mostram que cinco perguntas obtiveram uma pontuação favorável de 90% ou mais para a experiência clínica pré-operatória, a preparação para a operação, os cuidados do pessoal de enfermagem ou médico e a classificação geral. Oito perguntas obtiveram uma classificação entre 80 e 89% no que respeita aos princípios fundamentais do ERAS, tais como a dor, a fisioterapia, a nutrição e a educação dos doentes (utilidade dos folhetos e seguimento do percurso quotidiano). No entanto, três áreas obtiveram uma pontuação baixa em relação a aspectos da comunicação e uma em relação ao envolvimento em materiais educativos, ou seja, o conhecimento de quem contactar quando tiver alta para casa, o conhecimento de quando consultar o enfermeiro ou o consultor e o preenchimento do diário (79%, 51% e 49%, respetivamente). Este aspeto será analisado mais pormenorizadamente na próxima secção.

4.5 Diferenças nos níveis de satisfação e idade

A idade foi comparada numa análise de subgrupo que comparou os efeitos das diferentes faixas etárias nas respostas comunicadas. Para efetuar esta comparação, foi utilizado o teste do qui-quadrado através do programa SPSS. A Tabela 5 mostra a comparação da satisfação entre os doentes com mais de 65 anos e os doentes com menos de 65 anos. Os resultados mostram que, na maioria das questões não houve diferença significativa entre os grupos etários e a resposta relatada ou o resultado do paciente. A idade não foi considerada um indicador de satisfação global (p=0,305). A duração do internamento hospitalar (LOS) foi semelhante em cada grupo (LOS mediana de 7 dias, p=0,105).

Tabela 5. Análise da satisfação com base na comparação de idades

		Mais de 65 anos	Menos de 65 anos	Valor P
Doentes		27	20	
Q.1 Avaliação pré-operatória	Excelente	20	15	0.940
	Bom	5	4	
	Média	0	0	
	Pobres	0	0	
	Em branco	2	1	
Q.2 Brochura	Excelente	14	12	0.152
	Bom	13	6	
	Média	0	0	
	Pobres	0	0	

	Em branco	0	2	
Q.5 Enfermagem	Excelente	26	19	0.828
	Bom	1	1	
	Média	0	0	
	Pobres	0	0	
	Em branco	0	0	
Q.6 Médicos	Excelente	25	18	0.753
	Bom	2	2	
	Média	0	0	
	Pobres	0	0	
	Em branco	0	0	
Q.7 Alimentação	Excelente	9	8	0.185

	Bom	18	10	
	Média	0	2	
	Pobres	0	0	
	Em branco	0	0	
Q.11 Controlo da dor	Excelente	17	17	0.294
	Bom	6	2	
	Média	1	0	
	Pobres	0	0	
	Em branco	3	0	
P.17 Em geral	Excelente	24	20	0.305
	Bom	1	0	
	Média	0	0	

	Pobres	0	0	
	Em branco	2	0	
P.3 Foi informado de	Sim	23	19	0.281
Duração da estadia (LOS)	Não	4	1	
P.4 Sentiu-se preparado para a sua operação?	Sim	25	20	0.214
	Não	2	0	
P.8 Preencheu o seu diário do doente?	Sim	13	10	0.685
	Não	13	10	
	Em branco	1	0	
P.9 Seguiu o percurso diário no seu folheto informativo?	Sim	21	17	0.534
	Não	6	3	
Q.10 Sentiu-se envolvido nos seus cuidados?	Sim	23	18	0.298

	Não	4	1	
	Em branco	0	1	
Q.12 Informações sobre fisioterapia	Sim	24	18	0.395
	Não	0	1	
	Em branco	3	1	
Q.13 Sente-se confiante para ir para casa?	Sim	24	17	0.501
	Não	0	1	
	Em branco	3	2	
Q.14 Sabe quem contactar se estiver preocupado com a sua doença ou se tiver alguma dúvida em casa?	Sim	24	13	**0.041**
	Não	0	4	
	Em branco	3	3	

		Sim	13	11	0.892
Q.15 Sabe quando é que pode esperar ver o seu enfermeiro/consultor?		Não	9	6	
		Em branco	5	3	
Género		Masculino	11	8	0.960
		Feminino	16	12	
Idade (média ± DP)			74.5± 5.8	60.6 ± 5.9	
Duração do internamento (mediana ± IQR)			7.0 ± 2.5	7.0 ±1.5	0.105

4.5.1. Significância entre a consciência do contacto de descarga e a idade

Uma questão que mostrou significância estatística entre as duas coortes foi a seguinte
que perguntava aos doentes se sabiam quem contactar após a alta (Q.14). Apesar de
78% de todos os doentes referiram saber quem contactar, mas, quando se compara a idade, menos
pessoas com menos de 65 anos referiram saber esta informação em comparação com as pessoas
com mais de 65 anos (p=0,041) (Quadro 5).

4.5.2. Diferenças entre a utilidade do folheto e o envolvimento dos doentes no folheto e na idade

Tal como referido anteriormente, apesar das elevadas classificações de utilidade do folheto e do
seguimento do percurso no folheto, apenas cerca de metade dos doentes referiu ter completado as
entradas do diário. Quando este facto foi explorado em comparação com os grupos etários, não se
verificou um significado estatístico em nenhum dos grupos para o preenchimento do diário
(p=0,685) ou para o seguimento do percurso (p=0,534) (Tabela 6).

Tabela 6. Diferenças entre a utilidade do folheto e o envolvimento do paciente em Brochura e idade

		Mais de 65 anos	Menos de 65 anos	Valor P

		Doentes		
Doentes		27	20	
Q.2 Brochura	Excelente	14	12	0.152
	Bom	13	6	
	Média	0	0	
	Pobres	0	0	
	Em branco	0	2	
P.8 Preencheu o seu diário do doente?	Sim	13	10	0.685
	Não	13	10	
	Em branco	1	0	
P.9 Seguiu o percurso diário no seu folheto informativo?	Sim	21	17	0.534
	Não	6	3	

Capítulo 5
Discussão
5.1 Objectivos do capítulo de discussão
O objetivo da discussão é fornecer uma explicação dos resultados, indicando a interpretação e as opiniões formadas a partir desses resultados, e fazer sugestões para futuras investigações e práticas. Podem ser feitas comparações dos níveis de satisfação com os do Inpatient Survey 2014 nacional, do qual o questionário do estudo foi adaptado e que é uma medida nacional da satisfação do doente e da experiência de cuidados (CQC, 2014). Este capítulo também abordará e discutirá as limitações do estudo.

Objetivo do estudo
Determinar a satisfação dos doentes com a sua experiência de cuidados no âmbito de um programa de recuperação torácica melhorada.

5.2 Objetivo 1 - Determinar a satisfação dos doentes com a sua experiência de cuidados no âmbito de um programa de recuperação torácica melhorada.
A maioria dos pacientes inquiridos referiu que o serviço era excelente (94%) e o índice de satisfação global foi de 95% (Quadro 4). Este resultado está em conformidade com o estudo inicial sobre o ERAS torácico efectuado por Cerfolio et al (2001), que obteve um índice de satisfação de 97% com o seu serviço. No entanto, pode dizer-se que o estudo de Cerfolio et als (2001) é mais generalizável ao sentimento real dos seus pacientes, uma vez que tinham uma amostra maior de 500 pacientes, em comparação com os modestos 47 participantes deste estudo. Do mesmo modo, o estudo de McDonald et als (2012) sobre 1081 doentes ortopédicos do sistema ERAS em comparação com 735 doentes ortopédicos da via de cuidados tradicional revelou que a satisfação era mais elevada no grupo de doentes do sistema ERAS. Um estudo de coorte de maiores dimensões pode fornecer resultados mais generalizáveis do que este estudo de coorte de menores dimensões. Estes dois estudos de amostras maiores apoiam os resultados deste estudo de amostras mais pequenas, mas outras amostras de maior dimensão poderão confirmar estes resultados. Este aspeto será discutido mais pormenorizadamente nas limitações.

O índice de satisfação neste estudo (95%) é favorável ao percurso do ERAS, em comparação com o da população hospitalar em geral, e o Inquérito Nacional aos Doentes Internos de 2014 apresenta um índice de satisfação global mais elevado (CQC, 2014). A satisfação geral do Inpatient Survey 2014 nacional foi de 84%, em comparação com os 95% registados neste estudo (CQC, 2014).

Este estudo constatou que não houve pontuações negativas para a satisfação geral, juntamente com os 94% que consideraram o serviço excelente, 2% consideraram-no bom, mas 4% não responderam a esta pergunta. As perguntas sem resposta podem dever-se ao momento em que o questionário foi aplicado. Se o questionário fosse repetido após a alta, poderia ter dado mais respostas completas, uma vez que o percurso geral teria terminado, permitindo aos doentes refletir e responder a esta pergunta.

Pode ser difícil atribuir este nível de satisfação exclusivamente à recuperação melhorada, uma vez que os doentes não são especialistas na diferença das vias de cuidados que recebem. No entanto, como todos os doentes recebem a mesma via de cuidados e esta é considerada a via de recuperação melhorada, conforme descrito no Anexo IV, pode dizer-se que, como os doentes não estão conscientes de que a sua via de cuidados é tendenciosa em relação ao conceito de recuperação melhorada versus qualquer via de cuidados alternativa, então as suas pontuações de satisfação são representativas da satisfação com a via de recuperação melhorada. Consequentemente, as diferentes facetas que contribuem para essa satisfação resultam diretamente do facto de os clínicos, os enfermeiros e o sistema aplicarem o espírito e os princípios da recuperação melhorada que, de outro modo, não existiriam nas práticas ou vias de cuidados anteriores à introdução da recuperação melhorada. Estas facetas serão exploradas nas secções seguintes.

5.3 Segundo objetivo - medir a experiência relatada pelos doentes sobre a qualidade global do serviço e avaliar o seu impacto na satisfação.
Tal como referido na secção 5.2, a satisfação global obteve uma pontuação elevada (95%). Quando

se avalia todo o questionário e se analisam os resultados de cada pergunta, é evidente que, em geral, a maioria das facetas exploradas obteve uma pontuação elevada (Tabela 4). Tal como Rocco e Brunelli (2012) concluíram na sua revisão, a satisfação do doente está incluída entre os indicadores não clínicos de desempenho em cirurgia torácica e é cada vez mais reconhecida como uma das medidas de resultados para a qualidade dos cuidados prestados. Este facto é apoiado pelos resultados descritos na tabela 4, que mostra áreas-chave como a qualidade geral percebida dos cuidados médicos e de enfermagem, o envolvimento do doente e a comunicação com pontuações elevadas.

Estas áreas foram consideradas áreas-chave do trabalho de Rocco e Brunelli (2012) como fortes indicadores de qualidade. Por exemplo, a enfermagem e os cuidados médicos obtiveram uma pontuação elevada, 98% e 99%, respetivamente. O envolvimento dos doentes, como o facto de se sentirem preparados para a operação, obteve 94% (Q. 4). Estas áreas-chave dos indicadores de qualidade contribuíram para os níveis globais de satisfação dos doentes e constituem um bom indicador não clínico da qualidade do serviço.

As facetas específicas desta satisfação serão discutidas mais adiante na secção 5.4.

5.4 Objetivo três - Identificar os principais factores que contribuem para a satisfação dos doentes no âmbito do programa Enhanced Recovery After Thoracic Surgery.

Pode ser difícil dizer exatamente o que contribui para a satisfação dos doentes no caso deste serviço, uma vez que a maioria dos doentes atribuiu uma classificação elevada ao serviço. Tal como referido anteriormente, Rocco e Brunelli (2012) encontraram determinados indicadores de qualidade que serão discutidos em mais pormenor nesta secção.

5.4.1 Cuidados médicos e de enfermagem

Os cuidados de enfermagem e os cuidados médicos obtiveram uma classificação elevada de satisfação entre os doentes, 99% e 98%, respetivamente (Tabela 4). Quando analisados em subgrupos para comparação com a idade, não se verificou qualquer significado estatístico entre a satisfação com os cuidados de enfermagem e a idade (p=0,828). O mesmo se verificou em relação aos cuidados médicos, sem significado estatístico (p=0,753). Isto mostra que os resultados sugerem que a maioria da população considerou os cuidados de enfermagem e médicos que recebeu como "excelentes". Apesar de este não ser um princípio-chave tão específico da recuperação melhorada, em última análise, é esta a população que irá aplicar muitos dos princípios-chave. Isto demonstra que os doentes sentiram que receberam excelentes cuidados de enfermagem ou médicos, apesar de estarem naquilo que alguns podem considerar como um fluxo de prestação de cuidados que "poupa dinheiro". O facto de terem classificado os cuidados de enfermagem ou médicos como excelentes sugere que os profissionais de saúde aderem às aspirações centradas na pessoa do NHS. No entanto, como as pontuações são elevadas tanto para os cuidados médicos e de enfermagem como para a satisfação geral, não se pode concluir que uma pontuação baixa nos cuidados médicos e de enfermagem tenha um impacto negativo na satisfação geral. Só é possível afirmar que a satisfação foi elevada para ambos e que não houve impacto na perceção do doente sobre o nível de cuidados devido ao facto de estar numa via ERAS.

5.4.2 Envolvimento dos doentes

O envolvimento dos doentes nos seus cuidados é um dos indicadores-chave delineados por Rocco e Brunelli (2012). Este facto foi apoiado pelo trabalho de Cerfolio et al (2001), que observou que a elevada satisfação era conseguida através da revisão contínua dos eventos planeados para cada dia com os doentes e as suas famílias, a fim de satisfazer as suas expectativas e preparar a alta. Este é um princípio fundamental do ERAS e foi demonstrado pela investigação analisada como sendo fundamental para o sucesso e um indicador de um serviço de qualidade.

O resultado desta avaliação do serviço do estudo Thoracic ERAS revelou uma pontuação promissora de 87% para os doentes que se sentem envolvidos nas decisões sobre os seus cuidados. Tal como se pode ver no Apêndice IV, desde a clínica pré-operatória até à admissão antes da cirurgia e, depois, diariamente após a cirurgia, são discutidos os objectivos e as expectativas diárias para os cuidados a prestar aos doentes e o percurso até à alta, a fim de garantir que tal é feito em parceria com o doente. Estes resultados reforçam a importância desta prática estabelecida e deste elemento-chave para uma

melhor recuperação.
A relação entre a idade e o envolvimento nos cuidados não mostrou qualquer diferença estatística (p=0,298). Isto exemplifica que a idade não foi um fator importante e que todas as faixas etárias se sentiram igualmente envolvidas nas decisões sobre os seus cuidados, o que demonstra que o percurso não discrimina em função da idade e é acessível a todos. Além disso, mostra que é realista para todas as idades e flexível para todos.

5.4.3 Comunicação

Várias perguntas abrangiam a comunicação e estão resumidas no quadro 7, com o respetivo grau de satisfação.

Quadro 7 Perguntas sobre comunicação e índices de satisfação

Questão	Pontuação
Q.3 Foi-lhe dito quanto tempo poderia esperar ficar depois da sua operação?	89%
Q.12 Foi-lhe dada informação sobre fisioterapia que conseguiu compreender?	89%
Q.14 Sabe quem contactar se estiver preocupado com a sua doença ou se tiver alguma dúvida em casa?	79%
Q.15 Sabe quando é que pode esperar ver o seu enfermeiro/consultor?	51%

É possível ver que os aspectos da comunicação que obtiveram uma pontuação elevada foram aqueles que foram dados no pré-operatório e enquanto o doente estava a fazer a sua reabilitação no pós-operatório (Q. 3 e Q. 12). Estas são áreas-chave de um percurso de recuperação melhorado para preparar o doente para a viagem e gerir as suas expectativas quanto à duração da estadia, tal como recomendado por Wilmore e Kehlet (2001). A comunicação de áreas-chave como a fisioterapia é fundamental para alcançar a educação e a gestão das expectativas descritas por Wilmore e Kehlet (2001). O estudo de Kaneda et als (2007) mostrou que a educação sobre os objectivos da fisioterapia, como a deambulação e a mobilização precoce, diminuiu o risco de complicações pulmonares e reduziu o tempo de oxigénio necessário no pós-operatório. Por conseguinte, demonstra a importância de uma comunicação eficaz de áreas-chave, como os objectivos da fisioterapia, para o êxito de qualquer resultado global do ERAS. O facto de os doentes terem classificado o fornecimento de informações de fisioterapia que podiam compreender em 89% sugere que esta faceta foi alcançada com êxito. No entanto, os 11% que poderiam ter sido melhorados constituem uma área a melhorar e serão discutidos mais tarde. Quando se comparou a comunicação fisioterapêutica com a idade, verificou-se que esta não era estatisticamente significativa (p=0,395). Sugerindo que a idade não é um fator limitativo da obtenção de resultados de fisioterapia.

Além disso, a comunicação da expetativa do tempo de internação, conforme recomendado por Alarcon e Penalver Cuesta (2013), obteve 89%, sugerindo que a grande maioria dos pacientes estava preparada para a jornada à frente. Este aspeto é importante na gestão das expectativas dos doentes no pré-operatório, de modo a garantir que os doentes são parceiros nos seus cuidados e a fazer avançar o percurso do ERAS com o seu envolvimento direto. Esta é a noção de "fazer com" o doente em vez de "fazer para" o doente, uma área fundamental dos cuidados centrados na pessoa, tal como referido anteriormente (Healthcare Improvement Scotland, online 2015). No entanto, à semelhança da comunicação da fisioterapia, 11% não sentiram que sabiam quanto tempo iriam ficar depois da operação, uma área a melhorar. Tal como referido anteriormente, Alarcón e Penalver Cuesta (2013) afirmam que este aspeto é fundamental para gerir as expectativas dos doentes relativamente ao tempo estimado de internamento, de modo a obter os melhores resultados. Quando esta questão foi comparada entre a comunicação da duração da estadia e a idade, verificou-se que não era estatisticamente significativa (p=0,281). No entanto, estes resultados estão limitados ao pequeno tamanho da amostra e um tamanho de amostra maior poderia ter produzido significância entre grupos etários, o que será discutido mais tarde.

Duas áreas de comunicação que não obtiveram uma pontuação tão boa foram as relativas à comunicação de informações sobre a alta e os cuidados de seguimento. Especificamente, trata-se de saber quem contactar em casa em caso de dúvidas e quando é que o doente voltará a consultar uma enfermeira ou um médico após a alta, com 79% e 51%, respetivamente.

A relação entre o conhecimento de quem contactar em casa e a idade mostrou significância estatística (p=0,041). Talvez surpreendentemente, o grupo etário mais velho tinha mais probabilidades de saber quem contactar quando chegasse a casa após a alta, em comparação com o grupo etário com menos de 65 anos. Reflectindo sobre este facto, embora possa não haver uma compreensão clara das razões pelas quais

No entanto, a partir de observações anedóticas, podemos talvez colocar a hipótese de que as pessoas mais jovens poderão ter mais probabilidades de procurar estas informações na Internet e no sítio Web do hospital. Por outro lado, as pessoas com mais de 65 anos podem ser menos propensas a aceder a estas informações através da Internet e confiar nas vias tradicionais, como ir ao seu médico de família, ou manterão o conhecimento de quem contactar, uma vez que se sentem mais confortáveis com formas analógicas de informação. A informação sobre quem contactar é dada ao doente por escrito através da secção de contactos do folheto informativo e verbalmente pelo pessoal de enfermagem no momento da alta. Este facto pode dever-se ao momento da administração do questionário e os doentes podem não ter sido contactados nesta altura. No entanto, estes resultados apontam para áreas a melhorar e serão discutidos mais adiante.

Outra área que obteve uma pontuação baixa foi a de saber quando consultar a enfermeira ou o médico para acompanhamento (51%). Na altura da realização deste estudo, esta informação era fornecida verbalmente na altura da alta, quando o doente era informado de que deveria esperar pelo acompanhamento seis semanas após a operação. No entanto, esta baixa pontuação também pode ser resultado do momento da administração do questionário, uma vez que, potencialmente, os doentes podem não ter recebido esta informação. Além disso, desde a realização deste inquérito, foi introduzida uma nova prática em que os doentes recebem a sua marcação para o acompanhamento no momento da alta da enfermaria, o que deverá melhorar esta situação e reduzir o número de pessoas que não sabem quem contactar. Isto poderia ser confirmado através da repetição do questionário, mas escolhendo uma altura mais adequada, como uma consulta externa, para obter uma resposta mais exacta. Tal como referido no ponto 2.3.4, Cerfolio et al (2001) demonstraram que, duas semanas após a alta, se registava uma diferença significativa nas pontuações relativamente à alta. Isto pode dever-se ao facto de os doentes terem tido tempo para refletir durante um período em que não estão internados e em que as suas opiniões podem não estar enviesadas ou influenciadas pelo ambiente de internamento. Isto sugere que a

A Comissão considera que é importante repetir o questionário após a alta para obter um resultado mais exato. Além disso, quando se explorou o subgrupo da idade, a relação entre o conhecimento da próxima vez que um doente vai consultar um enfermeiro ou um médico e a idade não mostrou qualquer significado estatístico (p=0,892). Este facto foi mal comunicado a todos os grupos etários.

5.5 Objetivo 4 - Identificar áreas que podem ser melhoradas na prestação de serviços. A comunicação não foi o único domínio em que foram identificadas potenciais melhorias. A educação dos doentes, embora em certas facetas tenha sido bem classificada, noutras facetas foram identificadas áreas de melhoria. Trata-se, nomeadamente, do folheto de informação ao doente. A utilidade ou utilidade do folheto teve uma pontuação elevada de 88% e o facto de o doente seguir o percurso diário para orientar os objectivos de reabilitação do doente teve uma pontuação de 81%. No entanto, o preenchimento do diário obteve a pontuação mais baixa de todas, com 49%. Quando se explorou a relação entre a idade e cada pergunta, verificou-se que não havia significado estatístico para a utilização do percurso diário (p=0,534) e para o preenchimento do folheto com a pontuação mais baixa (p=0,685). Isto demonstrou que a idade não era um fator a ter em conta no preenchimento do diário e que este era universalmente mau. Isto pode dever-se ao facto de os doentes estarem doridos e cansados para escreverem num folheto, mas não terem a adesão ou a energia suficientes para lerem o folheto e seguirem os conselhos diariamente. É importante saber se os doentes estão a seguir os conselhos diários, uma vez que, como refere Kaneda (2007), isso é fundamental para atingir os objectivos da fisioterapia, a fim de reduzir as complicações pulmonares e melhorar os resultados dos doentes. Além disso, verificou-se uma certa tendência para a utilidade dos folhetos ser maior no grupo com menos de 65 anos (p=0,152), embora não seja estatisticamente significativo, este resultado pode ser comprovado se o estudo for repetido com uma amostra maior. Este resultado pode ser anedótico, uma vez que as pessoas mais jovens estão mais abertas à leitura de informação e à procura de informação e educação médicas, mas a exploração desta relação estava para além do âmbito deste estudo.

No entanto, esta pode ser uma área importante para um estudo mais aprofundado, tendo em conta a demografia da instituição estudada e os objectivos económicos e centrados no doente do ERAS. Não existe qualquer investigação sobre a utilização dos folhetos informativos dos doentes no âmbito do ERAS e sobre a questão de saber se determinados aspectos destes folhetos têm um impacto significativo na realização dos objectivos dos doentes e na melhoria dos resultados. Esta pode ser uma área de investigação futura, uma vez que se recomenda que todos os programas ERAS utilizem folhetos e diários de informação para os doentes (Kehlet, 2001). No entanto, tal como salientado por muitos dos investigadores analisados, não existe uma única faceta que possa ser atribuída ao sucesso dos ERAS, todas elas devem ser melhoradas e trabalhar em conjunto para obter os melhores resultados (Das-Neves-Pereira et al, 2009; Jones, Edmonds, Ghosh e Klein, 2013; Scott, McDonald, Campbell, Smith, Carey, Johnston, James e Breusch, 2013).

5.6 Limitações

O estudo não está isento de limitações. As deficiências de amostragem, as restrições de conceção e os problemas de qualidade dos dados são factores limitativos (Polit e Hungler, 1999).

Como já foi referido, a dimensão reduzida da amostra é um fator limitativo da produção de resultados estatisticamente significativos (Bland, 2000). Por conseguinte, os resultados correm o risco de ser menos representativos da população do que o investigador poderia esperar. Esta pequena dimensão da amostra deve-se, em parte, a restrições de tempo, uma vez que há um prazo a cumprir para concluir a investigação e o processo de dissertação, pelo que o tempo não é exaustivo e este facto é reconhecido como uma limitação ao recrutamento de uma dimensão significativa da amostra.

Além disso, a baixa taxa de recrutamento de menos de metade dos potenciais doentes pode dever-se às competências de principiante do investigador. Outra consideração pode também dever-se ao potencial stress dos doentes nesta altura, em que muitos enfrentam a perspetiva de novos tratamentos contra o cancro. Por conseguinte, uma investigação futura pode considerar o acompanhamento destes doentes na comunidade após a alta, para além da fase aguda do hospital. Outra consideração é que as perspectivas dos doentes são subjectivas e podem mudar ao longo do tempo, pelo que uma reflexão mais completa e verdadeira pode ser obtida através de um novo teste

aos inquiridos semanas ou meses após a alta, para avaliar a satisfação nessa altura e compará-la com a resposta inicial. Poderão existir factores que influenciem a satisfação inicial dos doentes e, posteriormente, a satisfação a longo prazo, o que ultrapassa o âmbito atual deste estudo. Cerfolio et al (2001) verificaram que, 2 semanas após a operação, a satisfação dos doentes desceu de 97% para 91% e atribuíram este facto à insatisfação com o processo de alta. Por conseguinte, a repetição do questionário ou a sua administração apenas após a alta para casa pode dar uma ideia mais exacta de todo o percurso. Sobretudo porque o doente pode ter tido tempo para refletir sobre os seus cuidados e já não se encontra no ambiente de cuidados para se sentir influenciado ou pressionado involuntariamente para agradar ao prestador de cuidados. Assim, ao administrar o questionário apenas aquando da alta e não depois de o percurso ter terminado completamente, os resultados podem não ser totalmente representativos dos verdadeiros sentimentos e opiniões dos doentes, limitando a generalização das conclusões. Este facto pode ter tido impacto na taxa de resposta, limitando as respostas, tal como discutido anteriormente no estudo de Cerfolio et als (2001).
A recolha e a análise de dados constituem também uma limitação potencial. Este facto é reconhecido, uma vez que o investigador se esforça por manter a objetividade num domínio em que a parcialidade pode entrar inconscientemente, pois a recuperação melhorada é uma área de interesse particular. Por conseguinte, houve o cuidado de
garantir que o questionário é imparcial em relação à recuperação reforçada, de modo a não prejudicar o instrumento de recolha de dados e, consequentemente, os dados subsequentes analisados.

5.7 Conclusão do debate

Este estudo respondeu aos objectivos e metas da investigação, embora, tal como discutido nas limitações, os resultados possam não ser generalizáveis, mas baseiam-se na investigação anterior e tendem para conclusões semelhantes que justificam a realização de mais ensaios aleatórios de maior escala para o comprovar (Polit e Beck, 2013). Os resultados também apontam para áreas de investigação futura, conforme discutido, e para o desenvolvimento de práticas, que serão discutidas na secção seguinte.

Conclusões e recomendações

6.1 Resumo dos principais resultados

A maioria dos pacientes inquiridos mostrou-se satisfeita com a sua experiência na via ERAS para a cirurgia torácica (95%). A satisfação geral com as facetas específicas da via também foi elevada. As áreas que obtiveram uma pontuação baixa foram identificadas como sendo as da comunicação e da educação, o que pode ter um potencial impacto negativo nos resultados dos doentes. O estudo não foi suficientemente grande para ser generalizável.

A análise de subgrupo para a idade não mostrou, em geral, qualquer diferença em todas as facetas, exceto uma, do conhecimento ou da consciência de quem contactar quando se está em casa. Verificou-se uma certa tendência para a utilidade do folheto ser mais elevada no grupo com menos de 65 anos (p=0,152), mas este facto não foi estatisticamente significativo nesta pequena amostra populacional.

De um modo geral, os doentes estavam muito satisfeitos com os cuidados que receberam e com a sua experiência da via ERAS para a cirurgia torácica.

6.2 Recomendações para investigação futura

O campo relativamente jovem da investigação sobre ERAS torácico, sendo o mais antigo na revisão da literatura Cerfolio et als 2001 e, de facto, o ERAS como um todo, com o trabalho inicial de Kehlets datado de 1997, exemplifica que muito foi alcançado nestes 14 a 18 anos para estabelecer o ERAS como o caminho que muitos campos cirúrgicos estão a escolher para implementar na prática. No entanto, para reforçar este conjunto de provas, nomeadamente nos domínios cirúrgicos mais recentes, como a cirurgia torácica, é necessária mais investigação e este estudo apoia esta ideia. Por outras palavras, estudos com amostras maiores demonstraram que a satisfação dos pacientes com os ERAS torácicos é elevada, mas os factores específicos que contribuem para essa satisfação não são claros. A pequena dimensão da amostra e a falta de generalização deste estudo não permitem tirar conclusões sobre este tópico, mas apontam para a necessidade de mais investigação. Por conseguinte, um estudo de maior escala permitiria melhorar a validade e a generalização dos resultados.

6.3 Recomendações para a prática clínica

O apoio aos ERAS na prática clínica tem crescido desde o trabalho de Kehlets (1997) na recuperação melhorada colorrectal, com melhores resultados para os doentes e menor duração do internamento hospitalar, oferecendo vantagens tanto para os doentes como para as organizações (Rocco e Brunelli, 2012; Iversen, Holmboe e Bjertnaes, 2013; Jones et al, 2013). Este facto levou à implementação de ERAS na prática clínica de um número crescente de áreas cirúrgicas. Tal como referido em 6.2, a investigação continua a dar os primeiros passos, mas podem ser identificadas áreas de melhoria a partir da investigação contínua, tal como exemplificado neste estudo.

Foram identificadas várias áreas para melhoria local da prática clínica. Em resposta a este facto, a educação dos doentes e a comunicação de áreas-chave, como o acompanhamento dos doentes, devem ser áreas de foco para melhorar a prática clínica. Isto pode ser conseguido através da educação e da introdução de directrizes de apoio, que serão agora discutidas.

6.4 Recomendações para a educação

A partir dos resultados deste estudo, pode recomendar-se que se concentre a atenção na educação do pessoal-chave que aplica os princípios do ERAS aos doentes. Em particular, para garantir que todo o pessoal tenha uma compreensão abrangente do ERAS e dos seus objectivos e da forma como este deve ser implementado para obter o máximo benefício para os doentes. Este serviço continua a ser relativamente novo na instituição estudada, e esta investigação salienta a existência de lacunas de conhecimento e de compreensão entre o pessoal, que podem ser melhoradas. O apoio e a educação contínuos em torno do folheto informativo do doente e a gestão das expectativas do pessoal quanto à importância do envolvimento do doente no folheto devem ser fundamentais no planeamento de qualquer formação. Isto pode ser conseguido através da inclusão da educação dos princípios ERAS no ensino de enfermagem, não só a nível académico, mas também a nível local, na indução de enfermagem numa instituição e no âmbito dos objectivos e competências educativas das enfermarias locais.

6.5 Recomendações para as políticas

Conforme discutido, este é um serviço relativamente novo e pode haver uma lacuna na política e nas directrizes locais para atingir eficazmente os objectivos e resultados pretendidos através da implementação do ERAS na cirurgia torácica. Por conseguinte, pode recomendar-se que sejam redigidas directrizes e protocolos departamentais para garantir a continuidade da aplicação dos princípios ERAS e a comunicação dos mesmos aos doentes em todas as ocasiões.

Essas orientações podem incluir estratégias para melhorar o processo de planeamento da alta, a fim de garantir que os doentes estejam plenamente conscientes das próximas etapas dos seus cuidados e de quem podem contactar após a alta, caso necessitem de aconselhamento. Esta questão já foi, em parte, abordada através de alterações institucionais locais, em que a carta de marcação de consultas de seguimento é enviada a todos os doentes aquando da sua alta da enfermaria. Esta estratégia foi entretanto introduzida após a conclusão deste estudo. Se o questionário for repetido, a investigação adicional de qualquer alteração introduzida na educação ou na política poderá revelar melhorias.

Lista de referências

Aarts, M., Okrainec, A., Glickman, A., Pearsall, E., Victor, J.C. e McLeod, R.S. (2012) Adoção de estratégias de recuperação melhorada após a cirurgia (ERAS) para cirurgia colorrectal em hospitais universitários de ensino e impacto no tempo total de internamento. *Surgical Endoscopy*. 26. p.442-450.

Alarcon, J.P. e Penalver Cuesta J.C. (2013) Experiência com ressecção pulmonar num programa de cirurgia rápida. *Archivos de Bronconeumologica*. 49. p.89-93.

Andrews, E.J., McCourt, M. e O'Riordain, M.G. (2011) Enhanced recovery after elective colorectal surgery: now the standard of care. *Irish Journal of Medical Science*. 180. p.633-635.

Arumainayagam, N., McGrath, J., Jefferson, K.P. and Gillat, D.A. (2008) Introduction of an enhanced recovery protocol for radical cystectomy. *British Journal Urology International*. 101. p.698-701.

Bland, M. (2000) *An introduction to medical statistics*. 3rd edition. Oxford. Oxford University Press.

Care Quality Commission online 2015 Inquérito aos doentes internados 2013 (2015) Disponível em http://www.cqc.org.uk/public/reports-surveys-and-reviews/surveys/inpatient-survey-2013 [Acedido em 15th março 2015]

Cerfolio, R.J., Picker, A., Bass, C. e Katholi, C. (2001) Fast-tracking pulmonary resections. *The Journal of Thoracic and Cardiovascular Surgery*. 122. p.318-324.

Das-Neves-Pereira, J.C., Bagan, P., Coimbra-Israel, A.P., Grimaillof-Junioer, A., Cesar-Lopez, G., Milanez-de-Campos, J.R., Riquet, M. e Biscegli-Jatene, F. (2009) Fasttrack rehabilitation for lung cancer lobectomy: a fiver-year experience. *Jornal Europeu de Cirurgia Cardiotorácica*. 36. p. 383-392.

Downie, R.S. e Calman, K.C. (1994) *Healthy Respect 'Ethics in health care'*. 2nd edition. Oxford: Oxford University Press.

Gerrish, K. e Lathlean, J. (2015) *O Processo de Investigação em Enfermagem*. 7th edition. Oeste Sussex. John Wiley and Sons Ltd.

Harbour, R. e Miller, J. (2001) A new system for grading recommendations in evidence based guidelines. *British Medical Journal*. 323. p.334-336.

Healthcare Improvement Scotland, online 2015 (2015) Disponível em: http://www.healthcareimprovementscotland.org/our work/person-centred care/person-centred collaborative.aspx [Acedido em 15th março 2015]

Husted, H., Hansen, H.C., Holm, G., Bach-Dal, C., Rud, K., Anderson K.L. e Kehlet, H. (2011) What determines length of stay after total hip and knee arthroplasty? A estudo a nível nacional na Dinamarca. *Archives of Orthopaedic and Trauma Surgery*. 130. p.263268.

Iversen, H.H., Holmboe, O. and Bjertnaes, O.A. (2013) The Cancer Patient Experience Questionnaire (CPEQ): reliability and construct validity following a national survey to assess hospital cancer care from the patient perspective. *British Medical Journal Open*. [Online] 2 (5). p.1-14. Disponível em: http://www.bmjopen.bmj.eom/content/2/5/e001437.long. [Acedido em: 8 de novembro de 2013]

Jones, N.L., Edmonds, L., Ghosh, S. e Klein, A.A. (2013) Uma revisão da recuperação melhorada para anestesia e cirurgia torácica. *Anaesthesia*. 68. p.179-189.

Kaneda, H., Saito, Y., Okamoto, M., Maniwa, T., Maniwa, K. e Imamura, H. (2007) Mobilização pós-operatória precoce com marcha 4 horas após lobectomia em doentes com cancro do pulmão. *General Thoracic and Cardiovascular Surgery*. 55. p.493-498.

King, P.M., Blazeby, J.M., Ewings, P., Franks, P.J., Lingman, R.J., Kendrick, A.H.,

Kipling, R.M. e Kennedy, R.H. (2006) Randomized clinical trial comparing laparoscopic and open surgery for colorectal cancer within an enhanced recovery programme. *British Journal of Surgery.* 93. p.300-308.

Kehlet, H. (1997) Multimodal approach to control postperative pathophysiology and rehabilitation. *British Journal of Anaesthesia.* 78. p.606-617.

Kehlet, H. (2008) Fast-track colorectal surgery. *Lancet.* 371. p.791-793.

Kehlet, H. (2009) Abordagem multimodal à recuperação pós-operatória. *Opinião Atual em Cuidados Intensivos.* 15. p.385-388.

Kehlet, H. e Dahl, J.B. (2003) Anaesthesia, cirurgia e desafios na recuperação pós-operatória. *Lancet.* 362. p.1921-1928.

Kehlet, H. e Wilmore, D.W. (2002) Multimodal strategies to improve surgical outcome. *American Journal of Surgery.* 183. p.630-641.

Kehlet, H. and Wilmore, D.W. (2008) Evidence-based surgical care and the evolution of fast-track surgery. *Annals of Surgery.* 248 (2). p.189-198.

Koupparis, A., Dunn, J., Gillat, D.A. e Rowe, E. (2010) Melhoria de um protocolo de recuperação reforçada para cistectomia radical. *Jornal Britânico de Urologia Médica e Cirúrgica.* 3. p.247-240.

McDonald, D.A., Siegmeth, R., Deakin, A.H., Kinninmouth, A.W.G. e Scott, N.B. (2012) Um programa de recuperação melhorada para artroplastia total primária do joelho no Reino Unido - acompanhamento ao fim de um ano. *The Knee.* 19 (5). p.525-529.

Moiniche, S., Bulow, S., Hesselfeldt, P., Hastebaek, A. e Kehlet, H. (1995) Convalescença e estadia hospitalar após cirurgia do cólon com analgesia equilibrada, alimentação oral precoce e mobilização forçada. *Jornal Europeu de Cirurgia.* 161 (4). p.283-288.

Melnyk, M., Casey, R.G., Black, P. e Koupparis, A.J. (2011) Enhanced recovery after surgery (ERAS) protocols: É altura de mudar a prática? *Jornal da Associação Urológica Canadiana.* 5 (5). p.342-348.

Instituto do NHS para a Inovação e Melhoria. (2008) *Enhanced Recovery Programme* [Online] janeiro de 2010. Disponível em: http://www.mstitute.nhs.uk/mdex2.php?opta=com content&task=view&id=265&. [Acedido em 9th junho 2013]

Parahoo, K. (2014) *Investigação em Enfermagem: Principles, Process and Issues.* 3ª edição revista. Basingstoke: Palgrave Macmillan.

Polit, D.F. e Hungler, B.P. (1999) *Nursing Research: Principles and Methods.* 6th edition. Baltimore: Lippincott.

Polit, D.F. e Beck, C.T. (2013) *Essentials of Nursing Research: Appraising Evidence for Nursing Practice.* 8ª edição internacional revista. Philadelphia. Lippincott Williams and Wilkins.

Royal College of Nursing (2015) *Cuidados centrados na pessoa.* [Online] junho de 2015. Disponível em http://www.rcn.org.uk/development/practice/ cpd onlme leammg/digmty in health care /person-centred care. [Acedido em 1 de junho de 2015].

Rocco, G. e Brunelli, A. (2012) A satisfação dos pacientes: Customer Relationship Management as a New Opportunity for Quality Improvement in Thoracic Surgery. *Thoracic Surgery Clinics.* 22 (4). p. 551-555.

Rossi, G., Vaccarezza, H., Vaccaro, C.A., Mentz, R.E., Im, V., Alvarez, A., e Quintana, G.O. (2013) Dois dias de internamento hospitalar após cirurgia laparoscópica colorrectal no âmbito de uma via de recuperação melhorada após a cirurgia (ERAS). *Revista Mundial de Cirurgia.* 37. p. 2483-2489.

Roulin, D., Donadini, A., Gander, S., Griesser, A.C., Blanc, C., Hubner, M., Schafer, M. e Demartines, N. (2013) Cost-effectiveness of implementation of an enhanced recovery protocol for colorectal surgery. *British Journal of Surgery.* 100. p. 1108-1114.

Sammour, T., Zargar-Shoshtari, K., Bhat, A., Kakokeher, A. e Hill, A.G. (2010) A programme of enhanced recovery after surgery (ERAS) is a cost-effective intervention in elective colonic surgery. *The New Zealand Medical Journal.* 123. p. 61-70.

Scott, N.B., McDonald, D., Campbell, J., Smith, R.D., Carey, A.K., Jonhston, I.G., James, K.R. e Breusch, S.J. (2013) A utilização de princípios de recuperação melhorada após a cirurgia (ERAS) em unidades ortopédicas escocesas - uma implementação e acompanhamento ao fim de 1 ano, 2010-2011: um relatório da Auditoria Musculoesquelética, Escócia. *Archives of Orthopaedic and Trauma Surgery (Arquivos de cirurgia ortopédica e de trauma).* 133 (11). p. 117-124.

Sociedade de Cirurgia Cardiotorácica. (2014) *Relatório nacional de atividade e resultados da cirurgia torácica de 2014.* [Online] novembro de 2014. Disponível em: http://www.scts.org/modules/resources/mfo.aspx?id=46. [Acedido em 1st novembro 2014]

Sidhu, V.S., Lancaster, L., Elliot, D. e Brand, A.H. (2012) Implementação e auditoria da "Fast-track Surgery" na cirurgia oncológica ginecológica. *Australian and New Zealand Journal Obstetrics and Gynaecology.* 52 (4). p.117-124.

Equipa Sky. (2010) *A Winning Advantage.* [Online] janeiro de 2010. Disponível em: http://www.teamsky.com/article/0.27290,17547 5792058,00.html. [Acedido: 9th dezembro 2013]

Vlug, M.S., Wind, J., Holmann, M.W., Ubbink, D.T., Cense, H.A., Engel, A.F., Gerhards, M.F., van Wegensveld, B.A., van der Zaag, E.S., van Gloven, A.A., Sprangers, M.A., Cuesta, M.A. e Bemelman, W.A. (2011) A laparoscopia em combinação com uma gestão multimodal rápida é a melhor estratégia perioperatória em doentes submetidos a cirurgia do cólon: um ensaio clínico aleatório (Estudo LAFA). *O Jornal Americano de Cirurgia.* 254. p. 868-875.

Walter, C.J., Smith, A. e Guillou, P. (2006) Perceptions of the application of fast-track surgical principles by general surgeons. *Annals of the Royal College of Surgeons of England (Anais do Colégio Real de Cirurgiões de Inglaterra).* 88. p. 191-195.

Wang, G., Jiang, Z., Xu, J., Gong, J., Bao, Y., Xie, L. e Li, J. (2011) Fast track rehabilitation program versus conventional care after colorectal resection: Um ensaio clínico aleatório. *Jornal Mundial de Gastroenterologia.* 17 (5). p. 671-676.

Wilmore, D.W. e Kehlet, H. (2001) Management of patients in fast track surgery. *British Medical Journal.* 322 (7284). p. 473-476.

Os questionários nacionais validados que medem a satisfação dos pacientes foram utilizados para compilar o questionário de satisfação dos pacientes:

Comissão de Qualidade dos Cuidados. (2012) *Detalhes técnicos - informações sobre o inquérito aos doentes. 2012*

Inquérito aos doentes internados. [Online] março de 2012. Disponível em: http://www.cqc.org.uk/sites/default/files/media/documents/20120311 ip12 technical do cument final.pdf. [Acedido em: 1st outubro 2013].

Comissão de Qualidade dos Cuidados. (2013) *Inpatient Questionnaire.* [Online] 2013. Disponível em: http://www.nhssurvery.org/Filestore//Inpatient 2013/IP 13.Core.Questionnaire v1.pdf. [Acedido em: 1st outubro 2013].

NHS Scotland. (2012) *Inquérito escocês sobre a experiência dos doentes internados de 2012. Volume 2:*

Relatório técnico. [Online] agosto de 2012. Disponível em: http://www.scotland.gov.uk/Resource/0039/00399504.pdf. [Acedido em: 1 de outubro de 2013].

Apêndice

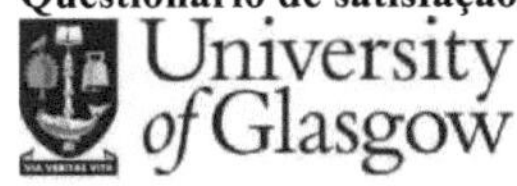

Colégio de
Médico,
Veterinária e
Ciências da vida

*O seu consentimento para participar neste estudo é
indicado no preenchimento do presente questionário*

Como podemos melhorar?

Por favor, dedique um momento para nos ajudar a avaliar o nosso serviço. Quando terminar, por favor deixe o questionário na caixa que se encontra no posto de enfermagem.

1. Como foi a sua experiência do clínica de avaliação pré-operatória?	2. Encontrou a informação do doente folheto útil/ajuda?
Excelente	Excelente
Bom	Bom
Média	Média
Pobre	Pobre
Comentários:	Comentários:

3. Foi-lhe dito quanto tempo poderia esperar ficar depois da sua operação?	4. Sentiu-se preparado para a sua operação?
□ Sim	

☐ Não	☐ Sim
	☐ Não
Comentários:	Comentários:

5. Em que medida foi bem tratado pelo pessoal de enfermagem?	6. Como é que foi tratado pelos médicos?
Excelente	
Bom	Excelente
Média	Bom
Pobre	Média
Comentários:	Pobre
	Comentários:

7. O que achou das refeições/lanches oferecidos?	8. Completou o seu diário do doente?

Excelente	☐ Sim
Bom	☐ Não
Média	Comentários:
Pobre	

Comentários:

9. Seguiu o percurso diário no seu folheto informativo?	10. Sentiu-se envolvido nas decisões sobre os seus cuidados?
☐ Sim	☐ Sim
☐ Não	☐ Não
Comentários:	Comentários:

11. Como é que a sua dor foi controlada?	12. Foram-lhe dadas informações sobre a fisioterapia que conseguiu compreender?
Excelente	☐ Sim

<table>
<tr><td>Bom</td><td>□ Não</td></tr>
<tr><td>Média</td><td>Comm</td></tr>
<tr><td>Pobre</td><td></td></tr>
</table>

Comentários:

13. Sente-se confiante para ir para casa?	14. Sabe quem contactar se estiver preocupado com a sua doença ou se tiver alguma dúvida em casa?
□ Sim	□ Sim
□ Não	□ Não
Comentários:	Comentários:

15. Sabe quando é que espera ver o seu enfermeiro/consultor? □ Sim	16. Quanto tempo esteve internado no hospital para esta operação? □ 3 dias
□ Não	□ 4 dias
Comentários:	□ 5 dias

	□ 6 dias
	□ 7 dias
	□ 8 dias
	□ 9 dias
	Comentários:

De um modo geral, como classificaria os seus cuidados?
Excelente
Bom
Média
Pobre
Comentários:

Comentários adicionais

Sobre si
Ano de nascimento, por exemplo, 1934
Género masculino/feminino:

Recuperação melhorada após cirurgia torácica.

Consulta externa de um consultor
Decisão de avançar para a cirurgia.
O doente consentiu.
Aspectos da recuperação melhorada explicados, incluindo:

- Objectivos pós-operatórios
- Possível abordagem minimamente invasiva
- Nutrição
- Mobilidade
- Duração estimada da estadia
- Critérios de quitação

Clínica de avaliação pré-operatória

Comparecer na clínica imediatamente após a consulta com o consultor.

O ICP começou por incluir o exame, as provas de função pulmonar, o registo cirúrgico, a tabela de prescrições, as colheitas de sangue e o pedido de quaisquer outras investigações.

O doente recebeu informações escritas e o Diário do Doente de Recuperação Melhorada e foi encorajado a preenchê-lo.

Avaliação "MUST" efectuada e encaminhamento para nutricionista, se necessário.

Planeamento da alta e duração prevista da estadia discutidos.

Todos os aspectos da recuperação melhorada explicados.

Visto por um fisioterapeuta se estiver planeado para o dia da cirurgia.

Admissão

Admitir no dia da cirurgia ou no dia anterior à cirurgia.

Revisão da atividade de escriturário pelo enfermeiro.

Consultado pelo anestesista para discutir analgésicos, epidurais ou paravertebrais e decidir se é necessária pré-medicação nos doentes operados no dia anterior à cirurgia.

Não são administrados medicamentos prévios aos doentes admitidos no dia da cirurgia.

Continuar a documentação sobre o ICP.

O planeamento da alta e a duração prevista da estadia são discutidos para confirmar os pormenores e as necessidades.

Visto pelo fisioterapeuta se não for no dia da admissão para cirurgia.

A ingestão de alimentos deve ser interrompida 6 horas antes da cirurgia.

Os líquidos claros devem parar 2 horas antes da cirurgia.

Recuperação

Transferência para a enfermaria em caso de lobectomia simples por VATS ou para a unidade de cuidados intensivos até ao primeiro dia de pós-operatório e, em seguida, transferência para a enfermaria.

Paravertebral durante 3 ou mais dias no pós-operatório com analgésico adicional por PCA ou analgésicos orais.

Mobilização 6 horas após a operação. Caminhar no 1º dia pós-operatório.

Um dreno in situ.

Evitar o uso de cateteres urinários, exceto se necessário.

Evitar o acesso venoso central, exceto se necessário.

Dieta e líquidos encorajados no dia do teatro.

Incentivar a utilização do diário do doente para educar e definir expectativas de recuperação e de participação ativa na recuperação.

Remoção precoce de drenos.

A alta é revista diariamente e discutida e planeada em parceria com o doente e a família ou prestador de cuidados.

Descarga

Alta a partir do 4º dia pós-operatório.

Alta quando os critérios de "bilhete para ir" no diário do doente tiverem sido cumpridos:

- Bom controlo da dor com analgesia oral.
- Comer, beber e abrir os intestinos.
- Ter passado no teste da escada e ter mobilidade autónoma ou o mesmo nível que tinha antes da admissão.
- Todas as opções anteriores e vontade de regressar a casa.

Quaisquer atrasos documentados como desvios.

Assegurar que o doente tem conhecimento dos dados de contacto em caso de problemas após a alta e que tem uma cópia do folheto informativo do doente.

Consulta de seguimento apenas se necessário.

Encaminhar para o enfermeiro distrital para o tratamento de feridas necessário.

Aprovação da governação clínica local e aprovação do MVLS

Golden Jubilee National Hospital
NHS National Waiting Times Centre

Chair Joane Freeman
Chief Executive Jill Young

Agamemnon Street
Clydebank G81 4DY
Scotland
Telephone 0141 951 5000
Fax 0141 951 5500

NHS SCOTLAND

Direct Line: 0141 951 5154 / 5355
Direct Fax: 0141 951 5207
Email: april.molloy@gjnh.scot.nhs.co.uk

Our ref: y:\clinical governance\private\clinical effectiveness\templates\review board statement 1.doc

15th December 2015

Review Board Statement

To Whom It May Concern

RE: **Patient Satisfaction: a service evaluation of thoracic surgery**

AUDIT NUMBER: 1423

I write to confirm that the above project was registered, approved and assigned an audit number under the policy guidelines laid down under the Golden Jubilee National Hospital's Clinical Governance Strategy and Audit Policy.

April Molloy
Acting - Head of Clinical Governance

Cara Sra. X

Comité de Ética da Faculdade MVLS *Título do projeto:* Satisfação do paciente: uma avaliação do serviço de cirurgia torácica

N.º do projeto: 200140058

O Comité de Ética do Colégio analisou o seu pedido e concordou que não há objecções por motivos éticos ao estudo proposto. Por conseguinte, aprova o projeto, sob reserva das seguintes condições:

- Data de conclusão do projeto: 31st maio de 2015
- Os dados devem ser mantidos em segurança por um período de dez anos após a conclusão do projeto de investigação, ou por um período mais longo, se especificado pelo financiador ou patrocinador da investigação, de acordo com o Código de Boas Práticas em Investigação da Universidade:
(http://www.gla.ac.uk/media/media 227599 en.pdf)
- A investigação deve ser efectuada apenas nos locais e/ou com os grupos definidos na candidatura.
- Todas as alterações propostas ao protocolo devem ser submetidas a uma reavaliação, exceto quando for necessário alterar o protocolo para eliminar os riscos para os participantes ou quando a alteração envolver apenas os aspectos administrativos do projeto. O Comité de Ética deve ser informado de tais alterações.
- Deve apresentar um breve relatório de fim de estudo ao Comité de Ética no prazo de 3 meses após a sua conclusão.

Com os melhores cumprimentos

Ficha de informação do doente

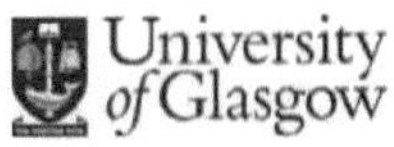

Colégio de
Médico,
Veterinária e
Ciências da vida
<u>Ficha de informação do doente</u>
<u>Satisfação do paciente: uma avaliação do serviço de cirurgia torácica.</u>
<u>Informações sobre a investigação</u>
Gostaríamos de o convidar a participar no nosso estudo de investigação. Antes de tomar uma decisão, gostaríamos que compreendesse por que razão a investigação está a ser realizada e o que implicaria para si. Um membro da nossa equipa de investigação analisará esta ficha de informação consigo e responderá a quaisquer perguntas que tenha. Se tiver alguma dúvida, contacte-nos utilizando os dados abaixo indicados.
<u>Porque é que a investigação está a ser realizada?</u>
A investigação é necessária para recolher informações sobre o que as pessoas sentem em relação aos cuidados que recebem. Estamos interessados em saber o que pensa sobre o serviço para podermos fazer melhorias para o futuro.
<u>Porque é que fui convidado a participar?</u>
Gostaríamos de receber notícias de pessoas que tenham sido submetidas a uma cirurgia pulmonar no Golden Jubilee.
<u>Tenho de participar?</u>
Cabe-lhe a si decidir se quer participar na investigação. Descrever-lhe-emos o estudo e analisaremos esta ficha de informação consigo. Se concordar em participar, pedir-lhe-emos que preencha um questionário e que o entregue antes de regressar a casa do hospital. A sua participação não afectará os cuidados ou o apoio que recebe.
<u>O que é necessário para participar?</u>
Damos-lhe um pequeno questionário para preencher e deixar com o pessoal da enfermaria antes de ir para casa do hospital. Só precisa de preencher um questionário.
<u>Como serão registadas as minhas informações?</u>
Apenas pediremos o seu ano de nascimento e o seu género, não pediremos qualquer outra informação de identificação. As informações serão armazenadas de forma segura e apenas a equipa de investigação terá acesso às mesmas.
<u>O que acontece se eu não quiser continuar o estudo?</u>
O candidato é livre de se retirar a qualquer momento, sem necessidade de indicar um motivo. Não precisa de notificar ninguém se quiser desistir. Se optar por se retirar, nenhuma das informações que forneceu será utilizada na investigação.
<u>A minha participação neste estudo será mantida confidencial?</u>
Por confidencial queremos dizer que não diremos a ninguém que participou no estudo. Tudo o que disser no âmbito do estudo é confidencial e anónimo.
<u>O que é que vai acontecer com os resultados?</u>
Os resultados serão redigidos num relatório académico que será apresentado à Universidade de Glasgow para a conclusão do mestrado do investigador. Os resultados também serão escritos e partilhados com a equipa de cirurgia pulmonar para avaliar e melhorar o nosso serviço.
<u>Quem é que reviu este estudo?</u>
Este estudo foi revisto pela governação clínica do Golden Jubilee National Hospital e passou pela aprovação ética da investigação da Universidade de Glasgow. Um comité de ética em investigação é um grupo de pessoas independentes que analisa a investigação para proteger a dignidade, os direitos, a segurança e o bem-estar dos participantes e dos investigadores. A governação clínica é um sistema através do qual as organizações do NHS são responsáveis pela melhoria contínua da qualidade dos seus serviços e pela salvaguarda de elevados padrões de cuidados.

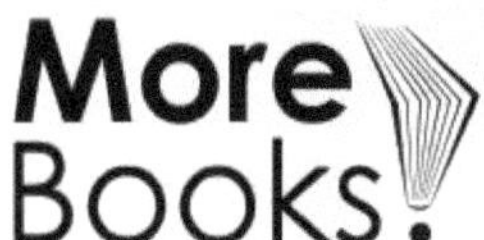

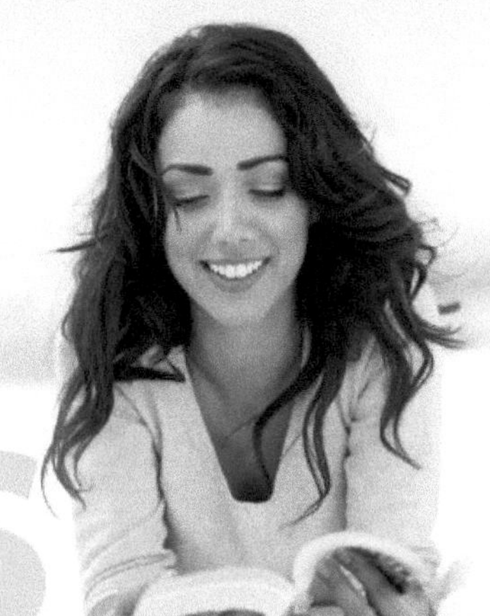

I want morebooks!

Buy your books fast and straightforward online - at one of world's fastest growing online book stores! Environmentally sound due to Print-on-Demand technologies.

Buy your books online at
www.morebooks.shop

Compre os seus livros mais rápido e diretamente na internet, em uma das livrarias on-line com o maior crescimento no mundo! Produção que protege o meio ambiente através das tecnologias de impressão sob demanda.

Compre os seus livros on-line em
www.morebooks.shop

info@omniscriptum.com
www.omniscriptum.com

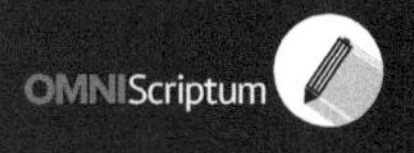

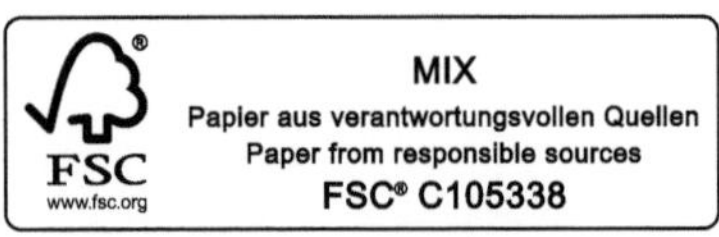

Printed by Books on Demand GmbH, Norderstedt / Germany